SpringerWienNewYork

Christian Huemer
Wilhelm Kaulfersch
(Hrsg.)

Kindliches Rheuma

Eine zu wenig beachtete Krankheit

SpringerWienNewYork

Dr. Christian Huemer (Hrsg.)
Landeskrankenhaus Bregenz, Österreich

Dr. Wilhelm Kaulfersch (Hrsg.)
Landeskrankenhaus Klagenfurt, Österreich

SpringerWienNewYork ist ein Unternehmen von
Springer Science + Business Media
springer.at

Umschlagbild: GettyImages/Stone+/Two boys (8–10) jumping in sleeping bags outdoors/Tim Hall
Satz und Layout mit LaTeX: PTP-Berlin Protago-TEX-Production GmbH, Berlin, Deutschland, www.ptp-berlin.eu

Gedruckt auf säurefreiem, chlorfrei gebleichtem Papier – TCF
SPIN: 11752462

Mit 36 Abbildungen, teilweise in Farbe

Bibliografische Information der Deutschen Nationalbibliothek
Die Deutsche Bibliothek verzeichnet diese Publikation in der Deutschen Nationalbibliografie, detaillierte bibliografische Daten sind im Internet über http://dnb.d-nb.de abrufbar.

ISBN 978-3-211-48619-1 SpringerWienNewYork

Vorwort: Kindliches Rheuma – gibt es das?

Über 2 % aller Kinder, die in einer pädiatrischen Praxis vorgestellt werden, klagen über Gelenks-, Muskel- oder Knochenschmerzen. Die Diagnose „Rheuma" ist gerade in der Altersgruppe der Kinder und Jugendlichen oftmals schwierig, da als Differentialdiagnosen mehr als 100 Krankheitsbilder möglich sind: vom Wachstumsschmerz über den Hüftschnupfen zum rheumatischen Fieber und zur Dermatomyositis bis hin zu Knochenschmerzen bei einer Leukose. Die Beschäftigung mit pädiatrischer Rheumatologie stellte lange Zeit auch für den Kinderarzt eine Herausforderung dar, da das Wissen um die Entstehung dieser Erkrankungen gering war und zudem die therapeutischen Erfolge zu wünschen übrig ließen.

In den letzten Jahren konnten aber dank der sehr dynamischen Forschungsaktivitäten auf dem Gebiet der Entstehung und Diagnosestellung kindlicher rheumatischer Erkrankungen wichtige Erkenntnisse gewonnen und damit therapeutische Fortschritte erreicht werden.

Dieses Buch bietet für betroffene Familien und den Hausarzt einen umfassenden Überblick zum Formenkreis der rheumatischen Erkrankungen im Kindes- und Jugendalter. Die unterschiedliche Symptomatik, der Weg zur Diagnose und verschiedene Therapieansätze werden ausführlich behandelt. Ebenso werden wichtige Begriffe, wie etwa chronische Entzündung, Arthritis, Autoimmunsystem, fachmännisch und verständlich erklärt. Ein Hauptaugenmerk liegt auf den verschiedenen Therapiemöglichkeiten, deren Anwendbarkeit und Erfolgsaussichten. Neben der medikamentösen Therapie werden physio- und ergotherapeutische Methoden präsentiert. Anleitungen zur Selbsthilfe sowie ein Serviceteil mit nützlichen Adressen komplettieren diesen Ratgeber für Betroffene und auch den Hausarzt.

Die Autoren dieses Buches sind als Mitglieder der Österreichischen Arbeitsgruppe für Pädiatrische Rheumatologie ausschließlich Kinderärzte und hoffen mit diesem Buch ein brauchbares, informatives und nützliches Kompendium für zuhause und die Praxis verfasst zu haben.

Inhaltsverzeichnis

I   Wichtige Begriffe

W. Kaulfersch

In diesem Kapitel werden einige wichtige Begriffe und Zusammenhänge dargestellt, die zum Verständnis der Entstehung, der Diagnose und des klinischen Verlaufes beitragen sollen.

Immunsystem

Die Fähigkeit eine Vielzahl von Krankheitskeimen abzuwehren (= Immunabwehr) und gleichzeitig körpereigene Moleküle nicht anzugreifen (= Immuntoleranz) sind die zwei zentralen Mechanismen des Immunsystems. Im Rahmen der Immunabwehr werden Antigene durch das Zusammenspiel des unspezifischen und des spezifischen Armes des Immunsystems wahrgenommen. Das unspezifische Immunsystem erkennt eine Reihe nichtvariabler (konservierter) Molekülstrukturen von Krankheitserregern unter Zuhilfenahme einer limitierten Anzahl von Rezeptoren, den „Pattern Recognition Receptors" (PRPs). Die unspezifische Abwehr wird von verschiedenen Zellen im Blut und Gewebe gebildet, z. B. den weißen Blutkörperchen (Leukozyten) mit ihren verschiedenen Untergliederungen (z. B. Granulozyten, Lymphozyten) oder spezialisierten Fress- und Abräumzellen (Makrophagen). Im Gegensatz dazu ist das spezifische Immunsystem in der Lage durch Bildung einer fast unbegrenzten Menge hoch variabler Rezeptoren gegen eine Vielzahl von Antigenen bedarfsspezifisch zu reagieren. Diese spezifische Immunabwehr wird im wesentlichen von den Immunglobulinen der B-Zellen (humorale Abwehr) und den zellgebundenen Rezeptoren der T-Zellen wahrgenommen. In ihrem Zusammenwirken werden so Bakterien, Viren, Pilze, Parasiten aber auch Krebszellen abgewehrt. Damit diese hochvariablen Immunmechanismen aber nicht auch körpereigene Zellstrukturen angreifen, hat das Immunsystem gleichzeitig einen Schutzmechanismus entwickelt, den man Immuntoleranz nennt. Neben der Toleranz gegenüber Selbstantigenen hat sich bei gesunden Menschen auch noch eine weitere Toleranz gegenüber einer Reihe von Nahrungsmittel- und Inhalationsantigenen, wie auch gegen nützliche Darmbakterien, entwickelt.

Fehlfunktionen des Immunsystems

Im Rahmen einer der heute schon zahlreichen bekannten Störungen des Aufbaues oder des Zusammenspiels des Immunsystems kann es sowohl zu einer mangelhaften wie auch überschießenden Immunreaktion kommen, bei denen das Immunsystem anders als auf die normale Weise arbeitet oder bei denen es eine andere als die ihm eigentlich zugeteilte Aufgabe erfüllt.

▶ **Immunmangel-Erkrankungen:** Bei Fehl- oder Minderfunktion der unspezifischen Abwehr und/oder der spezifischen Abwehr kommt es meist zu einer erhöhten bis lebensbedrohlichen Infektanfälligkeit durch Bakterien, Viren, Pilze und Parasiten.

▶ **Allergie:** Bei der „Allergie" (von griech. allo = anders) reagiert das Immunsystem überschießend auf Stoffe von außen, z. B. Pollen, Tierhaare oder auch Medikamente oder Chemikalien.

▶ **Autoimmunerkrankungen:** Bei Autoimmunreaktionen bzw. Autoimmunerkrankungen (von griech. auto = selbst) handelt es sich um Immunreaktionen, bei denen sich das Immunsystem gegen den eigenen Körper richtet. Eine Form der Autoimmunerkranken sind:

▶ **Rheumatische Erkrankungen:** Bei den meisten entzündlich-rheumatischen und immunologischen Systemerkrankungen spielen solche Autoimmunreaktionen eine Rolle. Ganz typische rheumatologische Autoimmunerkrankungen sind die rheumatoide Arthritis oder der systemische Lupus erythematodes (SLE).

▶ **Maligne Erkrankungen:** Nicht zuletzt gehören zu den Fehlfunktionen des Immunsystems auch die sogenannte maligne Entartung einzelner Zellen oder von Zellsystemen, d.h. bösartige Erkrankungen des Immunsystems wie Leukämien oder Lymphome.

Entzündung

Eine Entzündung ist eine Reaktion des Körpers auf äußere und innere Einflüsse mit dem Ziel, den Körper vor diesen Einflüssen zu schützen. Dabei kommt es oft zu deutlich sichtbaren biologischen Reaktionen. Mögliche Ursachen für die Entzündung sind Infektionen durch Bakterien, Viren oder Pilze, Verbrennungen, Verletzungen, Fremdkörper und Autoimmunreaktionen wie zum Beispiel die rheumatischen Erkrankungen.

Kinder und Jugendliche können an einer Reihe von nicht-rheumatischen und rheumatischen entzündlichen Gelenkserkrankungen leiden. Diese können sowohl akut als auch chronisch verlaufen. Der Körper reagiert dabei unabhängig von der Ursache bei einer Entzündung auf ähnliche Weise. Klinisch

manifestiert sich eine Entzündung mit den mehr oder weniger stark ausge-
prägten 5 klassischen Entzündungszeichen, die auch die klinischen Merkmale
einer entzündlich rheumatischen Erkrankung darstellen:
- ▶ Schmerz
- ▶ Überwärmung
- ▶ Rötung
- ▶ Schwellung
- ▶ Funktionsbeeinträchtigung.

Infektionen und Arthritis

Man muss drei verschiedene Möglichkeiten unterscheiden, wie eine Infektion
mit rheumatischen Symptomen oder einer Arthritis im engeren Sinne zusam-
menhängt. (Siehe auch Kapitel Reaktive und parainfektiöse Arthritiden).
1. Die Infektion betrifft das Gelenk selber. In diesem Fall spricht man von
   einer **septischen Arthritis**. Die Infektion (z. B. durch Bakterien) kann entweder durch eine Verletzung direkt oder über die Blutbahn in das Gelenk
   gelangen.
2. Die Infektion geht mit Gelenksymptomen oder sogar einer Arthritis einher, ohne daß es zu einer Gelenkinfektion kommt. Entscheidend ist für eine
   solche **„parainfektiöse" Arthritis** (para = griech. neben), daß sie praktisch
   zeitgleich oder sehr zeitnah mit der Infektion auftritt. Häufigste Ursache
   einer parainfektiösen Arthritis sind Virusinfekte (z. B. Muskel- und Gelenkschmerzen bei Virusgrippe). Einige Virusinfekte können über die Gelenkschmerzen („Arthralgien") hinaus zu Gelenkschwellungen und auch Ge-
   lenkergüssen führen, also dem typischen Bild einer Arthritis. Zu diesen
   Viren gehören das Ringelröteln-Virus (Parvovirus B19), das Rötelnvirus,
   das Mumpsvirus, darüber hinaus Epstein-Barr-Virus (unter anderem Erreger des Pfeiffer'schen Drüsenfiebers), Cytomegalievirus, aber auch einige
   Hepatitis-Viren und das HIV-Virus (Erreger von AIDS).
3. Die Infektion geht in einem zeitlichen Abstand der Arthritis voraus. In diesem Fall spricht man von einer **infektreaktiven Arthritis**. Infektreaktive
   Arthritiden treten meist nach bakteriellen Infektionen auf. Eine infektreaktive Arthritis ist im Gegensatz zu einer septischen Arthritis dadurch
   charakterisiert, daß sich im Gelenk selber keine Erreger anzüchten lassen.
   Der Ort der Infektion ist bei der infektreaktiven Arthritis also nicht das
   Gelenk selbst, sondern eine andere Stelle im Körper.

Schmerz und Rheuma

Vor allem Kleinkinder können die Schmerzempfindungen, wie sie bei entzündeten Gelenken vorkommen noch nicht gut lokalisieren und verbalisieren. Ist die Gelenkschwellung oder Ergussbildung nicht gut zu erkennen, weil die Entzündungszeichen nicht stark ausgeprägt sind oder weil das Gelenk, wie etwa die Hüfte, der direkten Beobachtung nicht gut zugänglich ist, wird eine Arthritis oft nicht rechtzeitig erkannt. Die Kinder schonen dann unbewusst die betroffenen Gelenke durch schmerzlindernde Ausgleichsbewegungen. Dies führt zum einen zur Fehlbelastung und z.T. auch zur Überlastung dieser Gelenke. Kinder, die primär nicht über Schmerzen klagen, fallen dann eher durch ein unharmonisches Gangmuster, das später nur sehr schwer wieder abtrainiert werden kann auf. Rechtshändige Kinder mit rheumatischem Befall der rechten Hand benützen daher alternativ plötzlich die linke Hand. Aber sogar Kinder die ihre Schmerzen schon artikulieren können, wie etwa Schulkinder, klagen selten, ziehen sich zurück und werden dann oft als faul fehlgedeutet.

Schmerzbehandlung

Wichtig ist eine sofortige Schmerzlinderung und die Behandlung der örtlichen Entzündung vor allem deshalb, da eine gute und rechtzeitige Schmerzlinderung sowie eine effiziente abschwellende, anti-entzündliche Behandlung zur Vermeidung von Schonhaltungen und späteren Kontrakturen und Gelenkfehlstellungen entscheidend ist.

Arthralgie/Arthritis

Diese beiden Begriffe werden bedauerlicherweise oft verwechselt und synonym verwendet. Daher eine kurze Erklärung:

▶ **Arthralgie** (Gelenkschmerz: von arthros = griech. Gelenk und algos = griech. Schmerz). Das Gelenk ist zwar schmerzhaft, jedoch nicht geschwollen, gerötet oder überwärmt. Durch die Schmerzen ist aber oft eine Funktionsstörung bedingt.

▶ **Akute Arthritis** (griech. arthr. = Gelenk und -itis = Entzündung). Sie tritt plötzlich auf und verschwindet in der Regel auch bald wieder. Ihre typischen Merkmale sind starke Überwärmung, Rötung, Schwellung und Ergussbildung. Akute Arthritiden treten häufig im Zusammenhang mit Virusinfekten auf (virale Arthritis).

► **Chronische Arthritiden.** Sie beginnen meist schleichend, können allerdings manchmal auch ganz akut beginnen. Sie ist die eigentliche rheumatoide Arthritis (RA). Sie ist die häufigste und zugleich folgenschwerste Erkrankung aus der Gruppe der entzündlich-rheumatischen Systemerkrankungen.

Laboruntersuchungen

Die Diagnose einer rheumatischen Erkrankung erfordert in erster Linie eine sehr gute Erhebung der Krankengeschichte (Anamnese). Die gute Anamnese ist nach wie vor das zentrale Instrument der Diagnosefindung. Laboruntersuchungen liefern aber zur Diagnose, weiterer Klassifizierung, Überwachung der Wirkung und Nebenwirkungen therapeutischer Maßnahmen und zu wissenschaftlichen Fragestellungen einen wichtigen Beitrag. Die wichtigsten und am häufigsten verwendeten Labortests sind:

► **Blutsenkungsgeschwindigkeit (BSG).** Sie ist eine einfache und aussagekräftige Methode zur Erfassung von entzündlichen Veränderungen. Die BSG ist bei Infektionen und Entzündungen beschleunigt. Für die Rheumadiagnostik hat sie zum einen eine Bedeutung in der Diagnostik, da sie die Unterscheidung zwischen entzündlich-rheumatischen Erkrankungen und nicht-entzündlichen rheumatischen Erkrankungen ermöglicht, zum anderen ist sie ein wichtiger Parameter der Verlaufs- und Therapiekontrolle. Dabei kommt es weniger auf die absolute Höhe der BSG an, sondern auf die Änderungen im Verlauf. Zu Beginn einer entzündlich-rheumatischen Erkrankung wird oft eine normale Blutsenkung gemessen.

► **CRP (c-reaktivesProtein).** Dagegen kommt es bei einer akuten Infektion oder Entzündung innerhalb von 4 bis 8 Stunden zum Anstieg des CRP über den Normalwert (nephelometrisch gemessen 0,5 mg/dl). Kurz nach Beendigung oder Besserung der entzündlichen Erkrankung normalisieren sich die Werte wieder. Das CRP hat daher einen hohen Stellenwert für Diagnose, Verlaufskontrolle und Therapiekontrolle.

► **Rheumafaktor.** Da der Anteil der Rheumafaktor positiven Polyarthritiden im Kindes- und Jugendalter maximal 10 % beträgt hat die Bestimmung des Rheumafaktor in der pädiatrischen Rheumadiagnostik eine viel geringere Bedeutung als beim Erwachsenen mit Rheuma.

► **Immunglobuline.** Immunglobuline sind vom Körper gebildete Eiweißstoffe, die im Blut zirkulieren und zusammen mit spezialisierten Zellen des Immunsystems (z. B. Leukozyten, Lymphozyten, Makrophagen) für die Immunabwehr zuständig sind. Man unterscheidet verschiedene Immunglobuline, z. B. Immunglobulin G (IgG), Immunglobulin A (IgA), Immunglobulin M (IgM) oder Immunglobulin E (IgE) sowie weitere Untergruppen. Bei einer akuten Entzündung, entweder im Rahmen eines Infektes oder einer anderen Ursache, wird zunächst IgM gebildet; hält die Entzündung länger an, steigt der IgG-Spiegel an. Dieses Verhalten macht man sich in der Diagnostik zunutze (bei rheumatischen Erkrankungen deutet z. B. ein hoher IgG-Wert auf die Chronizität einer Entzündung hin).

▶ **Autoantikörper.** Antinukleäre Antikörper (ANA): Sind Antikörper die man häufig bei Patienten mit rheumatischer oder reaktiver Arthritis, aber auch bei vielen anderen Menschen ohne offensichtliche Autoimmunerkrankung findet. Aufgrund der hohen falsch-positiven Korrelation hat er für die Beurteilung der rheumatischen Arthritis stark an Bedeutung verloren.

II   Juvenile idiopathische Arthritis

II.1   Nomenklatur und Klassifikation

Ch. Huemer

Im Allgemeinen bedeutet „Rheuma" im Kindes- und Jugendalter schmerzhafte Erkrankungen der Extremitäten und/oder des Bindegewebes. Die Schmerzhaftigkeit dieser Erkrankungen ist im Kindes- und Jugendalter jedoch häufig viel weniger evident als bei Erwachsenen. Zwar sind rheumatische Erkrankungen im eigentlichen Sinne entzündliche Erkrankungen, die nicht entzündlichen Differenzialdiagnosen werden jedoch meist ebenfalls dazugerechnet.

Die rheumatischen Erkrankungen werden meist nach der **Ätiopathogenese** klassifiziert, obwohl diese bei den eigentlichen rheumatischen Erkrankungen unbekannt ist.

Neben dieser ätiopathogenetischen Einteilung gibt es **klinische Einteilungen**, bei denen neben den Symptomen Schmerz und Fieber das Symptom „Arthritis" im Zentrum des Interesses steht. Arthritis ist definiert als schmerzhafte Bewegungseinschränkung, Schwellung oder Erguss in mindestens einem Gelenk, wobei ein vorangehendes Trauma ausgeschlossen ist. Das Symptom Arthritis wird also rein klinisch ohne Zuhilfenahme von Laborwerten und bildgebenden Verfahren definiert.

Es gibt nun Erkrankungen, bei denen die Arthritis das zentrale Symptom ist, die Arthritiserkrankungen, wie das kindliche Rheuma, also die „juvenile idiopathische (rheumatoide/chronische) Arthritis" und die juvenilen Spondylarthropathien, und es gibt andere Erkrankungen, bei denen auch eine Arthritis vorkommen kann, die aber möglicherweise nicht notwendig für die Diagnose bzw. klinisch oder prognostisch nicht führend ist, wie z. B. der systemische Lupus erythematodes oder die Purpura SCHOENLEIN-HENNOCH.

Schließlich gibt es in diesem Klassifikationssystem die Möglichkeit, dass zwar Gelenksschmerzen vorliegen, sich aber keine Arthritis nachweisen lässt, sodass Arthralgien im Zentrum des Interesses stehen, wie z. B. beim Fibromyalgiesyndrom, einem der wichtigsten Schmerzverstärkungssyndrome.

Die wichtigste Erkrankung der pädiatrischen Rheumatologie ist das kindliche Rheuma (Abb. 1), das in der Literatur in der Definition der europäischen Rheumaliga „juvenile chronische Arthritis" heißt, in der Definition der amerikanischen Rheumaliga „juvenile rheumatoide Arthritis" genannt wird

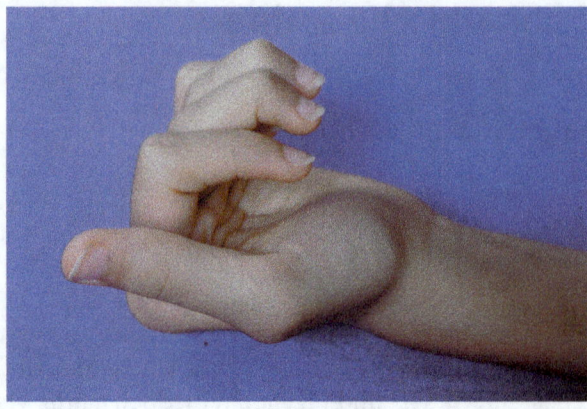

Abb. 1
(Foto: ÖJRK/Anna Stöcher)

und für das zuletzt in der Definition der internationalen Liga gegen Rheumatismus die Bezeichnung „juvenile idiopathische Arthritis vorgeschlagen wurde.

Die Diskussion darüber, welche Klassifikationskriterien besser seien, wurde teilweise mit ideologischer Schärfe geführt. Die Kritik an der jeweils anderen Klassifikation führte dazu, dass Mängel an den beiden Klassifikationssystemen „juvenile rheumatoide Arthritis" und „juvenile chronische Arthritis" festgestellt und von verschiedener Seite Verbesserungen empfohlen wurden. Dies führte zur Definition der Kriterien der internationalen Liga gegen Rheumatismus, der „juvenilen idiopathischen Arthritis", die inzwischen erneut überarbeitet wurden.

Obwohl alle drei Begriffe die gleiche Gruppe von Erkrankungen bezeichnen, gibt es erhebliche Unterschiede in Ein- oder Ausschluss von Patienten mit bestimmten Manifestationen. Dieses Sprach-Wirrwarr wird vermutlich fortbestehen, bis die Ätiopathogenese des kindlichen Rheumas besser bekannt ist und ätiopathogenetisch begründete Krankheitsbilder definiert werden können.

Alle drei Klassifikationen des kindlichen Rheumas haben gemeinsam, dass der Beginn der Erkrankung vor Vollendung des 16. Lebensjahres liegen muss und dass eine Mindestdauer der Arthritis gefordert wird, entweder 6 Wochen oder 3 Monate. Schließlich werden Ausschlusskriterien formuliert, die im Wesentlichen besagen, dass andere Erkrankungen, die die gleiche Symptomatik hervorrufen können, ausgeschlossen sein sollen, bevor man die Diagnose kindliches Rheuma stellen darf.

In der Essenz dieser unterschiedlichen Namen und Definitionen bleibt folgendes für das kindliche Rheuma wichtig:

1. Die Erkrankung muss vor dem 16. Lebensjahr begonnen haben.
2. Es muss eine Arthritis nachweisbar und diese chronisch sein, das heißt, sie muss mindestens 6 Wochen oder sogar 3 Monate ununterbrochen nachweisbar gewesen sein.
3. Es werden die drei Formen mit systemischem, oligoartikulärem und polyartikulärem Beginn unterschieden.
4. Es lassen sich im weiteren Verlauf verschiedene Subgruppen abgrenzen:
   ► systemischer Beginn (Morbus STILL);
   ► Polyarthritis mit Nachweis des Rheumafaktors;
   ► Polyarthritis ohne Nachweis des Rheumafaktors;
   ► frühkindliche Oligoarthritis;
   ► frühkindliche Oligoarthritis mit späterem Übergang in eine Polyarthritis;
   ► juvenile Psoriasisarthritis;
   ► juvenile Arthritis mit Enthesitis oder juvenile Spondylarthropathie.
5. Es gibt Arthritiden, überwiegend Oligoarthritiden, die in diesen Klassifikationssystemen keiner Subgruppe zugeordnet werden können und unklassifiziert bleiben.
6. Die Unterscheidung dieser Subgruppen ist sinnvoll, weil sich diese Erkrankungen in ihrer Therapie oder in ihrer Prognose deutlich unterscheiden.

Schlussfolgerungen

Die Kriterien der europäischen Rheumaliga subsummieren unter dem Begriff „juvenile chronische Arthritis" auch die juvenile Psoriasisarthritis und die juvenile ankylosierende Spondylitis, während diese Erkrankungen unter den Kriterien der amerikanischen Rheumagesellschaft für die „juvenile rheumatoide Arthritis" Ausschlusskriterien sind. Beide Klassifikationen haben jedoch die juvenile Psoriasisarthritis nicht näher definiert als das Zusammentreffen einer kutanen Psoriasis mit einer Arthritis. Diesem Mangel hat die Vancouver-Klassifikation der juvenilen Psoriasisarthritis abgeholfen (siehe auch „juvenile Psoriasisarthritis"). Deren Kriterien sind in die neuere Klassifikation der internationalen Liga gegen Rheumatismus der „juvenilen idiopathischen Arthritis" integriert worden.

Das Ziel der Entwicklung der Kriterien der internationalen Liga gegen Rheumatismus war, den Sprachgebrauch zu vereinheitlichen, sodass Kinderrheumatologen auf der ganzen Welt über das gleiche Krankheitsbild sprechen können. Es sollten einheitliche Definitionen geschaffen werden, um Studien aus unterschiedlichen Zentren bzw. unterschiedlichen Ländern miteinander vergleichen zu können (Abb. 2). Dieses Ziel war nur zu erreichen, indem man

---

Tabelle 1 Vergleich der drei Klassifikationen des kindlichen Rheumas

Juvenile rheumatoide Arthritis
Alle Formen kindlichen Rheumas mit Ausschluss von Spondylarthropathie und Psoriasiarthritis und Einschluss der rheumafaktorpositiven Polyarthritis

Juvenile chronische Arthritis
Alle Formen kindlichen Rheumas mit Einschluss von Spondylarthropathie und Psoriasisarthritis und Ausschluss der rheumafaktorpositven Polyarthritis

Juvenile idiopathische Arthritis
Alle Formen des kindlichen Rheumas

---

die Kriterien wesentlich ausführlicher formulierte, sodass sie für den täglichen praktischen Gebrauch relativ umständlich erscheinen.

Es ist unbestritten, dass die Klassifikation der internationalen Liga gegen Rheumatismus im Vergleich zu den vorangehenden Klassifikationen der europäischen und der amerikanischen Rheumaliga einen wesentlichen Fortschritt bedeuten. Ob sie sich allerdings werden durchsetzen können und in den klinischen Alltag integrieren lassen, ist noch ungewiss. Es empfiehlt sich allerdings, aktuelle Studienprotokolle nach den Kriterien der internationalen Liga gegen Rheumatismus auszurichten und die Patienten für diese Studien nach diesen Kriterien zu rekrutieren, um zu vermeiden, dass die Herausgeber internationaler Zeitschriften das Manuskript wegen dieses formalen Mangels ablehnen.

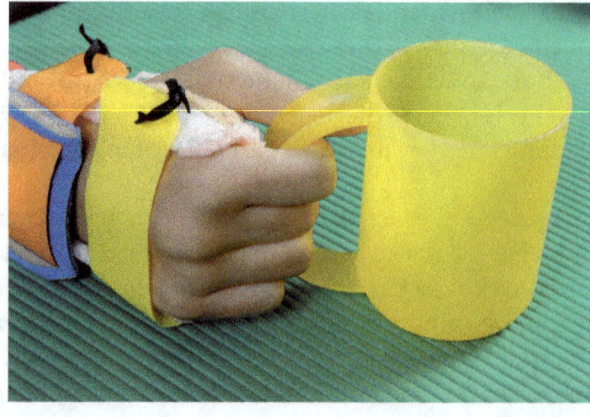

Abb. 2
(Foto: ÖJRK/Anna Stöcher)

II.2 Behandlung und medikamentöse Therapie

Ch. Huemer

Die erfolgreiche Behandlung der chronischen Arthritis im Kindes- und Jugendalter muss 2 Tatsachen berücksichtigen:

1. Die Behandlung umfasst drei Therapiemodalitäten – Aufklärung, Physiotherapie und pharmakologische Therapie –, die fast immer gemeinsam, wenn auch eventuell zeitlich versetzt, einzusetzen sind.
2. Die Behandlung ist Teamarbeit, der behandelnde Arzt allein kann kein optimales Ergebnis erzielen.

Aufklärung, Physiotherapie, pharmakologische Therapie

Die **Aufklärung** von Eltern und Patient beinhaltet die Informationen, dass es sich beim kindlichen Rheuma um eine chronische Erkrankung mit ungewissem Ausgang handelt, der Patient von Behinderung bedroht ist und es keine kausale Therapie gibt.

Es muss aber auch verdeutlicht werden, dass sich das kindliche Rheuma fast immer von der rheumatoiden Arthritis der Erwachsenen unterscheidet, die Erkrankung von selbst zum Stillstand kommen kann, unter entsprechender Therapie bleibende Schäden meistens zu vermeiden sind und die Kinder dann gesunde Erwachsene werden können, dies aber ein erhebliches Engagement der Eltern erfordern kann.

Diese Aufklärung ist für die erfolgreiche Therapie, vor allem für eine gute Compliance, unerlässlich und nicht bei einem einzigen Besuch zu erledigen. Viele Eltern begreifen das Ausmaß dessen, was der Arzt ihnen erzählt, erst in der Anschauung und in den Worten anderer betroffener Eltern, weshalb die Selbsthilfegruppen von Eltern rheumakranker Kinder von großer Bedeutung für die erfolgreiche Behandlung des Kindes mit Gelenkentzündung sein können. Da die Patienten von Behinderung bedroht sind, müssen die Eltern nicht selten über die Möglichkeiten sozialer Hilfen aufgeklärt werden.

Die **Physiotherapie** kann die Entzündung nicht unterdrücken, aber die Folgen der Entzündung durch Wiedergewinnung des Bewegungsumfanges und Kräftigung von Muskulatur und Bändern zurückdrängen. Zudem kann bei unvollständiger Remission ein Gelenkschutz bleibende Schäden hinauszögern oder vermeiden helfen (Abb. 3 und 4).

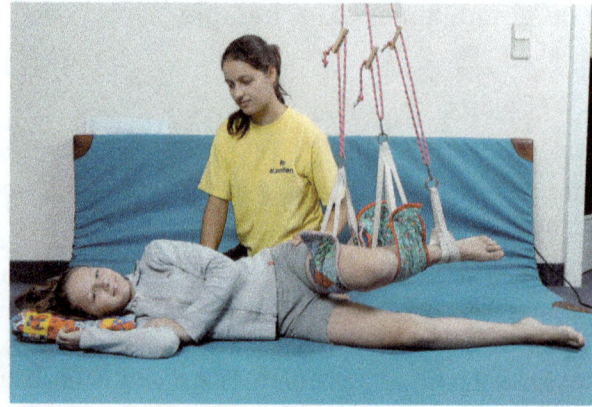

Abb. 3
(Foto: ÖJRK/Anna Stöcher)

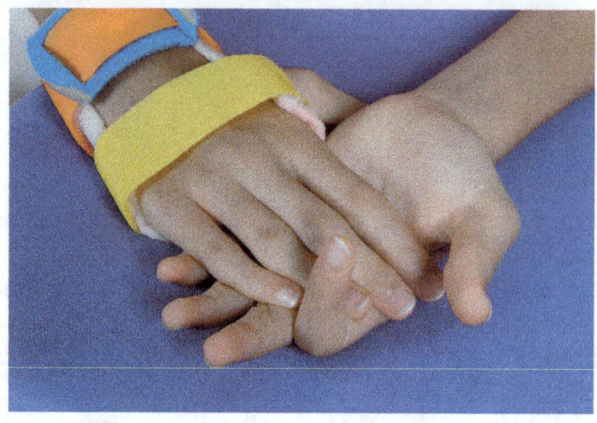

Abb. 4
(Foto: ÖJRK/Anna Stöcher)

Nur im Zusammenhang mit Aufklärung und Physiotherapie kann die **Pharmakotherapie** des kindlichen Rheumas ihr Potenzial ausschöpfen. Neben etablierten Verfahren mit nicht steroidalen Antirheumatika, Glukokortikoiden und langsam wirkenden Antirheumatika kommen zunehmend neue experimentelle Therapien mit sog. „biologicals" zum Einsatz sowie die direkte pharmakologische Therapie am entzündeten Gelenk.

Teamarbeit

Die wichtigsten Mitglieder im Team der Behandler des Kindes mit chronisch-entzündlicher Gelenkserkrankung sind der Patient selbst und seine Eltern, die sich aufgeklärt und kundig um eine Beherrschung der Erkrankung bemühen. Dabei kommt in unserer Gesellschaft meist der Mutter eine zentrale Rolle zu, sodass ihr alle nur mögliche Unterstützung zu gewähren ist.

Der Haus- oder Kinderarzt ist im günstigen Fall der der Familie vertraute und mit der Familie vertraute Fachmann, der die Betreuung des Kindes gewährleistet. Da ihm im Allgemeinen die notwendigen Kenntnisse der speziellen pädiatrischen Rheumatologie fehlen, wird ein mit diesen Erkrankungen besonders erfahrener Kinderarzt hinzugezogen, der die Behandlung verantwortlich übernimmt.

Großen Anteil an der weiteren erfolgreichen Behandlung haben die Krankengymnastin, bei einigen Kindern auch Ergotherapeut, Sozialarbeiter, Psychologe und der Lehrer oder die Lehrerin in Krankenhaus, Schule oder beim Hausunterricht.

Schließlich müssen bei einigen Kindern weitere ärztliche Spezialisten hinzugezogen werden: Augenarzt, Orthopäde, Kinderchirurg oder Radiologe. Eventuell wird auch ein weiterer Kinderrheumatologe zugezogen, um in schwierigen Situationen eine zweite Meinung zu erfahren.

Bei der Vielzahl von Betreuern muss der Kinderarzt in der Praxis oder im Krankenhaus darauf achten, dass alle Teammitglieder ihre dienende Rolle zur Gesundung des Patienten begreifen und den eigenen Beitrag dazu richtig einschätzen. Es sollte keine Behandlung einsetzen oder weitergeführt werden, die nicht unumgänglich notwendig ist. Jede Maßnahme kostet Zeit, die das Kind besser mit altersgemäßer Betätigung zubringt, wenn es nicht von der Maßnahme profitiert. Jede Maßnahme kostet Engagement, das die Mutter besser in andere Unternehmungen investiert, wenn der Einsatz dem Kind keinen Vorteil bringt.

Das Gleiche gilt auch für den Umgang mit alternativen Methoden. Möchten Eltern sie anwenden, sollten sie offen darüber reden können. Die alternativen Methoden sollten nicht zum Absetzen der anerkannten Therapien führen, nicht die Zeit des Kindes über Gebühr beanspruchen, nicht schädlich sein und sollten die Eltern nicht finanziell belasten.

Besteht am Ende der Adoleszenz die Gelenkentzündung fort, sollte dem Jugendlichen die Möglichkeit des Übergangs der Behandlung in die Hände eines Erwachsenenrheumatologen angeboten werden.

Viele Jugendliche fühlen sich nach der relativen Geborgenheit in der Behandlung durch den Kinderarzt von der vergleichsweise unpersönlichen Funktionalität in der Betreuung erwachsener Patienten abgestoßen, möchten aber auch nicht mehr zusammen mit Kleinkindern auf die Behandlung warten, sodass sie aus einer optimalen Therapieplanung herausfallen. Deshalb werden sog. „Transition Clinics" erprobt, in denen Kinder- und Erwachsenenrheumatologen gemeinsam Sprechstunde für Jugendliche und junge Erwachsene abhalten, um den Übergang in die Erwachsenenklinik erfolgreich unter ununterbrochener Fortführung der Therapie zu gestalten.

Pharmakotherapie

Die Therapie der juvenilen idiopathischen (chronischen) Arthritis beruht auf interdisziplinärer Kooperation; sie bezieht den Pädiater, pädiatrischen Rheumatologen, Orthopäden, Ophthalmologen und Physiotherapeut ein und besteht demnach aus einer medikamentösen, physikalischen, physiotherapeutischen und Hilfsmittelversorgung. Die Indikation muss dabei individuell gestellt werden und darf nicht außer Acht lassen, dass der Verlauf der Erkrankung gutartig, aber auch sehr aggressiv sein kann.

Zudem ist eine Reihe von Medikamenten speziell zur Behandlung der juvenilen idiopathischen (chronischen) Arthritis nicht zugelassen; es fehlen weitgehend Studien, die die Wirksamkeit und Sicherheit der Substanzen eindeutig belegen. Der Einsatz dieser Substanzen erfordert daher ein ausführliches aufklärendes Gespräch mit den betroffenen Kindern und Jugendlichen bzw. mit den Eltern.

Prinzipiell wird die medikamentöse Therapie derzeit nach einem Stufenkonzept durchgeführt (Step up). So kann bei milden Verläufen eine alleinige Therapie mit nicht steroidalen Antrheumatika ausreichend sein. Fieberhafte und schwere Verläufe erfordern oft schon frühzeitig den Einsatz von Steroiden. Eine erste Evaluierung des Therapieerfolges sollte nach etwa 6-wöchiger Therapie erfolgen. Eine Therapie mit Basistherapeutika/Immunsuppressiva wird dann, falls erforderlich, initiiert. Ein Standard steht für diesen Therapieschritt leider nicht zur Verfügung.

Nicht steroidale Antirheumatika

Nicht steroidale Antirheumatika sind die am häufigsten eingesetzten Medikamente bei der Therapie entzündlicher Gelenkerkrankungen (Tabelle). Sie zeigen analgetische, antiphlogistische und zum Teil antipyretische Wirkungen, wobei ihr Wirkprofil von Substanz zu Substanz unterschiedlich ausfällt.

Eine große Zahl verschiedener nicht steroidaler Antirheumatika steht derzeit zur antiphlogistisch-analgetischen Therapie zur Verfügung. Zu ihnen zählt die Inhibition der Cyclooxygenase und somit die Hemmung der Prostaglandinsynthese. Dabei scheint die Stärke der Prostaglandinsynthesehemmung die antiinflammatorische Potenz wiederzuspiegeln. Neuere Erkenntnisse haben zur Identifikation mindestens zweier unterschiedlicher Cyclooxygenasen, COX-1 und COX-2, geführt. COX-1 wird offenbar konstitutiv exprimiert und bewirkt die Prostaglandinsynthese der Magenschleimhaut und die Thromboxansynthese in den Blutplättchen, während COX-2 aufgrund inflammatorischer Prozesse induziert wird. In Bezug auf den Angriffspunkt bei der Hemmung

Tabelle 2 Bevorzugte nicht steroidale Antirheumatika		
Freiname	Halbwertszeit (Std.)*	Dosierung
Acetylsalicylsäure **	0,25	50–100 mg/kg KG in 4 Einzeldosen
Ibuprofen	2,1 ± 0,3	40 mg/kg KG in 3 Einzeldosen
Naproxon	14 ± 2	10–15 mg/kg in 2 Einzeldosen
Diclofenac	1,1 ± 0,2	2–3 mg/kg in 3 Einzeldosen
Indometacin	4,6 ± 0,7	3 mg/kg in 3 Einzeldosen
** In hoher (antiphlogistischer) Dosis nur noch bei der Therapie des KAWASAKI-Syndroms zu empfehlen		

der Cyclooxygenase bzw. der Spezifität für COX-1 bzw. COX-2 unterscheiden sich einzelne nicht steroidale Antirheumatika deutlich, sodass sich ein sehr unterschiedliches Toxizitätspotenzial ergibt.

Bei einem COX-2-spezifischen Präparat fehlen die typischen Nebenwirkungen an Magenschleimhaut und Blutgerinnung weitgehend. Dies konnte bei der Therapie erwachsener Patienten mit Gelenkerkrankungen in mehreren Studien gezeigt werden. Auch Lipoxygenasen metabolisieren Arachidonsäuren zu Produkten, die für den inflammatorischen Prozess bedeutsam sind. Einige nicht steroidale Antirheumatika wie z. B. Diclofenac und Indometacin, haben auch einen – wenngleich begrenzten – hemmenden Einfluss auf die Lipoxygenasen.

Pharmakokinetisch zeigen nicht steroidale Antirheumatika einige gemeinsame, aber auch deutlich unterschiedliche Eigenschaften. Sie zeichnen sich durch eine meist fast vollständige Resorption, einen niedrigen bis fehlenden hepatischen „First-pass"-Effekt, eine hohe Eiweißbindung und ein kleines Verteilungsvolumen aus. Die Plasmahalbwertszeiten der einzelnen Substanzen sind sehr verschieden und variieren von 15 Minuten für Acetylsalicylsäure bis zu über 60 Stunden für Tenoxicam. Ebenso unterschiedlich ist die Gewebegängigkeit. Dabei wird den Konzentrationen in der synovialen Flüssigkeit die größte Aufmerksamkeit geschenkt. Im Allgemeinen werden in der synovialen Flüssigkeit nur etwa 60 % der Plasmakonzentration erreicht. Eine rektale Anwendung von nicht steroidalen Antirheumatika kann zur Dauertherapie nicht empfohlen werden und bleibt akuten Schmerzzuständen vorbehalten.

Nicht steroidale Antirheumatika entfalten ein bedeutendes **Nebenwirkungspotenzial.** Den größten Anteil nehmen gastrointestinale Nebenwirkun-

---

Tabelle 3 Inhibitorische Wirkung von nicht steroidalen Antirheumatika

1. Prostaglandinsynthese
2. Leukotriensynthese
3. Superoxidproduktion
4. Lysosomale Enzymfreisetzung
5. Zellmembranprozesse
6. Aufnahme von Arachidonsäure und Insertion in die Membran von Makrophagen
7. Membranassoziierte Enzymaktivitäten (NADPH-Oxidase, Phospholipase C)
8. Oxidative Phosphorylierung in den Mitochondrien
9. Neutrophilenaggregation und -adhäsion

---

gen ein (Verdauungsstörungen, Magenschleimhauterosionen, Ulzera und Perforationen). Renale Nebenwirkungen, Hautreaktionen und zentralnervöse Nebenwirkungen folgen in abnehmender Häufigkeit. Zu den sehr seltenen Nebenwirkungen gehören Blutbildungsstörungen, Urtikaria, Exanthema multiforme, Arzneimittelexantheme, Asthma, Alveolitis, hepatische Stoffwechselstörungen, Übelkeit, Kopfschmerz, aseptische Meningitis und Bewusstseinsstörungen.

Acetylsalicylsäure wird derzeit nur noch sehr zurückhaltend verordnet. Dies ist mit seiner geringen therapeutischen Breite begründet. Acetylsalicylsäure wird in einer Dosis von 80–100 mg/kg/d (aufgeteilt auf 4 Dosen) verabreicht. Dies führt zu einer problematisch großen Zahl und Häufigkeit von Tabletteneinnahmen und somit zu Complianceproblemen. Spiegelmessungen sind möglich und sinnvoll; Ziel ist ein Wirkspiegel von 20–25 mg/dl.

Schon unter dieser Dosierung sind **Nebenwirkungen** häufig. Beobachtet werden Nasen- und Schleimhautblutungen, Bauchschmerzen, Erbrechen, Ulzerationen, Tinnitus und Asthmaanfälle. Auch das REYE-Syndrom ist mit einer Acetylsalicylsäuretherapie assoziiert, vor allem bei gleichzeitig bestehenden Varizellen oder einer Influenza-A-Infektion. Der nahezu regelhafte Anstieg der Transaminasen bis auf das 10fache der Norm ist dagegen trotz Fortführung der Behandlung normalerweise reversibel. Aufgrund der Fähigkeit zur Hemmung der Thrombozytenaggregation ist Acetylsalicylsäure zumindest 1 Woche vor einer geplanten Operation abzusetzen.

Kontraindikationen für Acetylsalicylsäure sind bestehende oder anamnestische Magendarmulzera, Asthma, eine bekannte Überempfindlichkeit für Acetylsalicylsäure oder andere Salicylate und Hämorrhagien. Relative Kontraindikationen bestehen bei Niereninsuffizienz, Leberfunktionsstörungen, Herzinsuffizienz sowie bei Glukose-6-Phosphatdehydrogenasemangel.

Aufgrund der erwähnten Problematik ist Acetylsalicylsäure derzeit nicht mehr zur Behandlung der juvenilen idiopathischen (chronischen) Arthritis zu empfehlen. In antiphlogistischer Dosierung behält Acetylsalicylsäure ihren Platz bei der Behandlung des KAWASAKI-Syndroms und in niedriger Dosierung (1–3 mg/kg) zur Thrombozytenaggregationshemmung.

Indometacin steht in Tablettenform, als Suppositorien und als Suspension zur Verfügung. Die Dosis beträgt 2–3 mg/kg/d in 3 Einzeldosen. Neben den unter Acetylsalicylsäure genannten **Nebenwirkungen** sind Nausea, Schwindel, Müdigkeit, Schlafstörungen und Konzentrationsstörungen hervorzuheben. Auf nachlassende Schulleistungen sollte geachtet werden. Aufgrund seines nephrotoxischen Potenzials ist eine gemeinsame Anwendung mit Cyclosporin A zu vermeiden.

Naproxen ist in Tablettenform und als Suspension erhältlich. Aufgrund seiner hohen Halbwertszeit ist die 2-malige Einnahme (Tagesdosis von 10–15 mg/kg) möglich, wodurch eine bessere Compliance erreicht wird. Die Anwendbarkeit bei Niereninsuffizienz ist eingeschränkt. Spezifische Risiken bestehen in einer Pseudoporphyrie. Vor allem bei hellhäutigen Kindern soll vor Sonnenexposition gewarnt werden.

Diclofenac ist in Tablettenform und als Suppositorium erhältlich. Aufgrund seiner kurzen Halbwertszeit ist eine 3-mal tägliche Gabe erforderlich (2–3 mg/kg/d). Neuere Präparate mit einer 2-maligen Einnahme (Diclofenac-Cholestyramin, Voltaren Resinat) oder lösliche Tabletten (Voltaren Dispers) sind zur Behandlung im Kindesalter nicht zugelassen. Im Vergleich zu Indometacin oder Naproxen ist der Quotient der COX-1/COX-2-Inhibition zugunsten COX-2 verschoben, ohne das Ausmaß der Selektivität spezieller COX-2-Inhibitoren (z. B. Celecoxib, Rofecoxib) zu erreichen. Dies mag die **gute Verträglichkeit** der Substanz im Kindesalter erklären, sodass Diclofenac zu den bevorzugten Präparaten zählt, sobald die Kinder Tabletten einnehmen können.

Ibuprofen zeichnet sich ebenfalls durch eine kurze Halbwertszeit aus. Die Tagesdosierung beträgt 20–40 mg/kg in 3 Dosen. Die Substanz ist als Tablette, Sirup und Suppositorium erhältlich und zeichnet sich zusätzlich durch eine gute antipyretische Wirkung aus.

Mit anderen nicht steroidalen Antirheumatika (Celecoxib, Rofecoxib, Ketoprofen, Meloxicam, Piroxicam, Tenoxicam, Tolmetin) bestehen derzeit im Kindesalter keine oder unzureichende Erfahrungen.

Prophylaxe der Nebenwirkungen von nicht steroidalen Antirheumatika

Häufige Nebenwirkungen unter nicht steroidalen Antirheumatika sind Übelkeit, Erbrechen, Bauchschmerzen, Blutungen, Ulzerationen, Durchfälle, renale, hepatische und ZNS-Nebenwirkungen, Hautreaktionen, Blutbildungsstörungen sowie Asthmaanfälle bei Disposition. Eine Dauertherapie mit nicht steroidalen Antirheumatika erfordert eine klinische Kontrolle mit gezielter Frage nach Nebenwirkungen sowie die Analyse von Blutbild, Transaminasen, Retentionswerten und Harnstatus zumindest alle 3 Monate. Es empfiehlt sich, nicht steroidale Antirheumatika stets mit etwas Nahrung und reichlich Flüssigkeit einzunehmen.

Da gastrointestinale Manifestationen zu den häufigsten Nebenwirkungen zählen, stehen verschiedene Medikamente zur Verfügung, die prophylaktisch angewendet werden können. Histamin-2-Rezeptorantagonisten (Ranitidin, 1-mal 150–300 mg abends) reduzieren bei Erwachsenen die Häufigkeit duodenaler Ulzera, Omeprazol (1–2-mal 10–20 mg) die Bildung von gastralen Ulzera und das Prostaglandin Misoprostol (Dosierung für Erwachsene 2–3-mal 200 mg) gastrale und duodenale Ulzerationen.

COX-2-selektive nicht steroidale Antirheumatika (Celecoxib, Rofecoxib) sind im Kindesalter noch nicht zugelassen und können aus diesem Grunde (noch) nicht empfohlen werden. Vor allem im Kleinkindes- und frühen Schulalter ist bei alleiniger Therapie mit nicht steroidalen Antirheumatika eine Prophylaxe dyspeptischer Läsionen nicht unbedingt erforderlich. Dagegen empfiehlt sich die Prophylaxe bei älteren Kindern und Jugendlichen, besonders wenn parallel Kortikosteroide verabreicht bzw. anamnestische gastrointestinale Beschwerden angegeben werden.

II.3 Basistherapie bei juveniler idiopathischer Arthritis

W. Emminger

Einführung

Im Alter unter 16 Jahren denkt man bei mindestens über sechs Wochen persistierenden Arthritiden ohne klare andere Diagnose an die Juvenile idiopathische Arthritis (JIA). Die Klassifikation der JIA erfolgt nach der zweiten Revision der Kriterien der International League of Associations for Rheumatology (ILAR) in Edmonton 2001 (siehe Kapitel I)

Frühe Diagnose und rasche, adäquate Therapie sind von großer Bedeutung, um die häufigen Spätschäden so gering wie möglich zu halten. In den letzten Jahren hat das Bewusstsein für diese Krankheit bei Kindern und Jugendlichen zugenommen und die PatientInnen werden zunehmend früher in einer Kinderrheumaambulanz vorgestellt.

Die Therapie kann bereits beim Facharzt für Kinder- und Jugendheilkunde mit nichtsteroidalen Antirheumatika und Cool Packs beginnen. Bei ungenügendem Ansprechen ist zur Verhinderung von Spätschäden jedoch eine Basistherapie unausweichlich.

Folgen und Komplikationen der JIA

Nur etwa ein Drittel von Kinder und Jugendlichen erreichen rasch eine Remission. Etwa ein Drittel der Patienten, bei denen die Erkrankung über zumindest zehn Jahre besteht, leidet unter schweren Einschränkungen.

Risikofaktoren für Krankheitsprogression bei juveniler Oligoarthritis sind Befall von Sprunggelenk und Handgelenk, asymmetrischer Gelenkbefall und erhöhte BSG.

Die Hälfte aller Kinder mit polyartikulärer JIA zeigen zwei Jahre nach Diagnose eine radiologische Progression und sind daher ebenfalls Hochrisikopatienten bezüglich Gelenkzerstörung und Funktionseinschränkung. Nach 5 Jahren sind Gelenkspaltverschmälerungen bei 2/3 der Patienten mit Polyarthritis oder sJIA nachzuweisen.

Etwa 50 % der Kinder mit JIA zeigen radiologisch fassbare Veränderungen von Gelenken und Knochen, weniger als 10 % aller Patienten sind auch funktionell schwer betroffen.

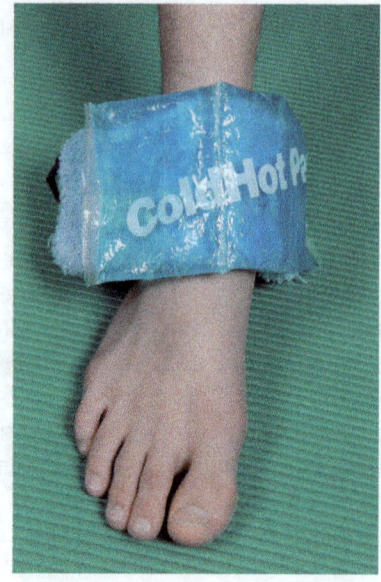

Abb. 5

Schmerztherapie mit nicht-steroidalen Antirheumatika (NSAR)

Der medikamentöse Therapiebeginn erfolgt in jedem Fall mit NSAR, also im Gewebe auch entzündungshemmenden Medikamenten. Dies soll bereits beim praktischen Arzt oder Kinderfacharzt begonnen werden. Zusätzlich sind **Kältepackungen** (2x täglich) nützlich (Abb. 5), die Wärme entziehen. **Physiotherapeutische und ergotherapeutische Maßnahmen werden eingeleitet, Belastungen der Gelenke sollen** während der Entzündung **vermieden** werden. Ein rascher Einsatz von NSAR und die dadurch raschere Interpretation der Wirksamkeit der NSAR früher die Entscheidung zur Einleitung einer Basistherapie, wenn diese nötig ist.

Unter den NSAR besteht die meiste Erfahrung für **Naproxen. Ibuprofen** und **Diclofenac sind Alternativen.**

Blande Analgetika wie **Paracetamol** können **additiv** verabreicht werden, sind aber nicht für die primäre Behandlung der Arthritis geeignet.

Kortikosteroide

Kortisonderivate sind sofort wirksam, sie führen jedoch bei systemischer Gabe zu signifikanten Nebenwirkungen, insbesonders im Kindes- und Jugendalter während des Körperwachstums. Bei der Mehrzahl der Kinder und Jugendlichen mit JIA sind jedoch bereits Dosen von 0,12–0,2 mg/kg/Tag Prednisolon ausreichend wirksam, also Dosen, bei denen schwere Nebenwirkungen nicht zu befürchten sind.

Vor allem in der Therapie der bei Kindern weit selteneren seropositiven Form der JIA- Polyarthritis wird die Steroidstoßtherapie eingesetzt (10–30 mg/kg/Tag, maximal 1g/Tag, an meist drei aufeinanderfolgenden Tagen). Symptomatische Besserungen werden beobachtet, ob sich der Langzeitverlauf verbessert, ist unklar.

Zunehmend kommt die lokale Verabreichung von Cortison direkt in die Gelenke zum Einsatz. Diese Therapie ist vor allem bei der Oligoarthritis mit Beginn vor dem 6. Lebensjahr sehr erfolgreich. Triamcinolonhexacetonid zeigt eine Remissionsrate um 80 %. Aber auch andere Steroide sind erfolgversprechend. Intraartikuläre Corticosteroide sparen NSAR und vermindern das asymmetrische Längenwachstum, welches aus der Wachstumsbeschleunigung des Beines bei länger bestehender Gonarthritis resultiert. Daneben überbrückt diese Therapie die Zeit bis zum Wirkungseintritt von Basistherapeutika (siehe unten) und behandelt „aus der Reihe tanzende Gelenke". Eine erhaltene Knorpelintegrität in allen Gelenken mit 13 Monaten follow-up nach intraartikulärer Steroidverabreichung wurde mit MRT nachgewiesen.

DMARD (disease modifying antirheumatic drugs) Monotherapie

Nicht NSAR, sonder wirksame DMARDs hemmen das Fortschreiten radiologisch sichtbarer Schäden. Spätestens drei Monate nach Beschwerdebeginn ist die Einleitung einer Basistherapie mit DMARDs indiziert, bei den selteneren Formen der Rheumafaktor-positiven symmetrischen Polyarthritis jedoch schon zu einem früheren Zeitpunkt.

Methotrexat ist das herausragende DMARD nicht nur für Erwachsene, sondern auch für Kinder und Jugendliche. Die Wirksamkeit von Methotrexat ist durch gute Studien gesichert. Methotrexat wird einmal wöchentlich meist oral in einer Dosis von **10–15 mg/m^2** (maximal 20 mg/Woche) verabreicht. Alternativ wird diese Dosis bei Kindern und Jugendlichen subkutan verabreicht.

10 mg/m^2 oral verabreichtes Methotrexat pro Woche ist mit einer Besserung verbunden, die niedrigere Dosis von 5 mg/m^2 pro Woche ist nicht besser als Placebo. Eine Steigerung auf 15 mg/m^2 ist noch sinnvoll (maximale Dosis 20 mg). Eine weitere Steigerung ist nach derzeitiger Datenlage nicht mit Vorteilen verbunden.

Insgesamt profitieren etwa zwei Drittel der Kinder mit JIA von einer Basistherapie mit Methotrexat. Es ist damit die derzeit befriedigendste konventionelle Basistherapie für Kinder und Jugendliche mit JIA. Zusätzlich ist Methotrexat auch eine wirksame Therapie der JIA-assoziierten Uveitis.

Neben Schwindelgefühl, Übelkeit und Magenschmerzen verursacht Methotrexat gelegentlich eine Erhöhung der Transaminasen. Dies ist nicht mit der Entwicklung einer Leberfibrose verbunden. Bei Kindern gibt es keinen einheitlichen Konsens, was die Gabe von Folsäure bei diesen niedrig dosierten Methotrexatgaben betrifft. Es besteht die Möglichkeit, entweder generell oder im Fall von Nebenwirkungen Folsäure zu geben. Um denkbare Interaktionen zu vermindern, wird Folsäure meist 24–48 Stunden nach der Gabe von Methotrexat verabreicht.

Meist wird nach 6 oder 12 Monaten klinischer Ruhe der Gelenkaktivität eine langsame Reduktion von Methotrexat vorgenommen. Bei extended Oligoarthritis ist wegen der hohen Rückfallrate nach Absetzen und der schlechteren Gelenkprognose eine Reduktion erst nach 12 Monaten Remission überlegenswert.

Leflunomid bewirkte in einer offenen Studie mit einer Dosis von 10 bis 20 mg/1,73m^2 täglich nach dreitägiger Loading Dose (100 mg/1,73m^2) bei 13 von 27 Patienten mit polyarthritischer JIA, die auf Methotrexat nicht ausreichend angesprochen oder intolerable Nebenwirkungen entwickelt hatten, am Ende der 26-wöchigen Studie eine ACR (pediatric) 30 Response. Allerdings brachen 10 von 27 Patienten die Therapie vorzeitig ab, und von 17 Patienten, die in die Verlängerungsphase übernommen wurden, beendeten 8 die Therapie vorzeitig.

In einer doppelblinden, Methotrexat-kontrollierten Studie bei juveniler Polyarthritis mit 94 Kindern im Alter von 3–17 Jahren war Leflunomid etwas weniger wirksam als Methotrexat.

Azathioprin war über viele Jahre die Standardtherapie in der Behandlung der JIA, bei aber relativ geringer Evidenz. Die vorhandenen Studien belegen eine Wirksamkeit von Azathioprin, signifikante Nebenwirkungen treten vor allem in den ersten zwei Monaten der Azathioprin-Therapie auf. Das Medikament muss täglich verabreicht werden.

Obwohl kein studiengesicherter Effekt auf eine parallel vorhandene Iridozyklitis gefunden wurde, sprechen die klinische Erfahrung und unkontrollierte Studien ebenfalls für eine Wirksamkeit von Azathioprin bei Uveitis, weshalb es bei nicht genügender Wirkung von Methotrexat zu diesem hinzugefügt wird.

Für **Sulfasalazin** ist die Wirksamkeit bei JIA, insbesondere bei HLA B27 assoziierter Oligoarthritis belegt. Sulfasalazin soll nicht unter 2 Jahren verabreicht werden. Bei älteren Kindern führen häufig gastrointestinale Nebenwirkungen zu hohen Abbruchraten.

Um diese Nebenwirkungen möglichst gering zu halten, wird Sulfasalazin in der Regel in langsam steigender Dosierung verabreicht; dafür gibt es aber keine wirkliche Evidenz. Neben den gastrointestinalen Nebenwirkungen wurden bei Kindern und Jugendlichen schwere Leukopenien, fulminante Hepatitiden und Hypoimmunglobulinämien beschrieben. Es reicht jedoch nicht aus, die radiologische Progression der Erkrankung zu vermindern.

Cyclosporin A zeigte in offenen Studien Wirksamkeit für die Allgemeinsymptome bei systemischer JIA und für die Uveitis. Als Alternativen kamen bisher die Hochdosis-Methylprednisolon-Stoßtherapie mit unmittelbarem Wirkungseintritt, Cyclophosphamid und Thalidomid in Frage, möglicherweise werden Biologicals diese Probleme in Zukunft aber sehr viel effizienter und nebenwirkungsärmer kontrollieren können

Die Nebenwirkungen von Cyclosporin A wie Hypertrichose, Gingivitis, Gewichtsanstieg und Nephrotoxizität sprechen gegen den Einsatz dieses Immunsuppressivums. Mykophenolat Mofetil hat die vor allem renalen Nebenwirkungen von Cyclosporin A nicht, ist jedoch nicht studiengesichert.

Zu **Chloroquin** gibt es keine adäquaten Studien. **Hydroxychloroquin** und **Penicillamin** konnten in einer Studie mit 162 Kindern ebenfalls keine überzeugende Wirksamkeit gegenüber Placebo zeigen. Nach Hydroxychloroquin ist ein relativ später Wirkungseintritt von 4–6 Monaten beobachtet worden. Regelmäßige Augenkontrollen sind nötig. Es ist zur Langzeitgabe nicht zugelassen.

Gold-Natrium-Thiomalat, Penicillamin und Hydroxychloroquin waren in einer kontrollierten JIA-Studie mit 72 Patienten gleich (schlecht) wirksam und **Auranofin** war in einer Studie mit 231 Kindern ebenfalls nicht wesentlich besser als Placebo. **Hydroxychloroquin** soll dazu nicht unter einem Alter von 6 Jahren verabreicht werden.

Cyclosporin A wird selten eingesetzt. Es ist wirksam gemeinsam mit Steroiden beim Makrophagenaktivierungssyndrom und kann bei Uveitis eine Rolle spielen. Gegen Cyclosporin A spricht seine nephrotoxische Wirkung.

Biological Response Modifiers (Biologicals)

Eine Monotherapie mit Biologicals ist bei Kindern und Jugendlichen derzeit nicht ausreichend durch Studien unterstützt. Die derzeit im Kindesalter einzig zugelassene Substanz ist **Etanercept (Enbrel)** In Anbetracht der für Erwachsene sehr guten Wirkung und unter der klinischen Beobachtung, dass die Kombination mit Methotrexat eine vergleichbar niedrige Nebenwirkungsrate aufweist, wenden wir es als Kombination mit Methotrexat dann an, wenn das Ansprechen auf Methotrexat allein unbefriedigend erscheint. Das Medikament wird subkutan zwei Mal pro Woche verabreicht. Wir empfehlen, es nicht am selben Tag der Methotrexateinnahme zu verabreichen.

Eine Ausnahme ist der Einsatz des **rekombinanten Interleukin-1-Rezeptor-Antagonisten Anakinra** als Monotherapie bei der systemischen Form der JIA dann, wenn trotz eines zusätzlichen Immunsuppressivums wie Methotrexat und meist zusätzlichem Azathioprin die Steroidbelastung nicht auf nebenwirkungsarme Dosen reduziert werden kann. Hier hat es bewiesen, dass Kinder von Cortison gänzlich abkommen können und bedeutet daher einen wesentlichen Therapiefortschritt für diese Kinder, die unter der hohen Cortisonbelastung meist untolerable Nebenwirkungen zeigen. Es muss allerdings täglich verabreicht werden und hat nicht selten lokale Nebenwirkungen (Rötung, Schmerzen).

Kombinationstherapien (DMARDs und Biologics)

Für Kinder, die auf NSAR und Methotrexat nach 12 Wochen nicht adäquat ansprechen, werden auf Grund der Datenlage immer häufiger Medikamente eingesetzt, die den Entzündungsmediator Tumor Nekrose Faktor (TNF) blockieren. TNF-Blocker werden bei der JIA standardmäßig in Kombination mit Methotrexat eingesetzt. Für die Kombination von TNF-Blockern mit anderen DMARDs liegen keine prospektiven randomisierten Studien vor. Solche Kombinationen können daher derzeit nicht empfohlen werden.

Unter den TNF-Blockern ist für Kinder und Jugendliche derzeit nur das TNF Rezeptor II-Immunglobulin-Fusionsprotein **Etanercept** zugelassen und wird daher am häufigsten eingesetzt, am ehesten bei Patienten mit Polyarthritis. Die Zulassung besteht für Kinder ab 4 Jahren. Kinder über 30 kg Körpergewicht erhalten $2 \times 0,4$ mg/kg/Woche (maximal 25 mg) subkutan, bei einem Körpergewicht unter 30 kg wird die 1x wöchentliche Gabe von 0,8 mg/kg subkutan diskutiert.

In einer zweiphasigen Studie mit Etanercept bei Patienten mit Methotrexat-refraktärer polyartikulärer JIA erreichten 51 von 69 Patienten am Ende der dreimonatigen offenen Phase unter Etanercept die vordefinierten Ansprechkriterien (mindestens 30 % Besserung in mindestens drei von sechs Aktivitätsparametern) In der darauffolgenden vier Monate dauernden doppelblinden Phase wurden alle Patienten mit guter Antwort randomisiert, weiter Etanercept oder ein Placebo zu erhalten. Von 25 Etanercept-behandelten Patienten erlitten 7 einen Krankheitsschub gegenüber 21 von 26 Placebo-behandelten Patienten.

Im Jahr 2003 publizierten Zwischenbericht der offenen Folgestudie waren 48 von 58 Patienten noch unter Etanercept. Von den 43 Patienten (74 %), die bereits zwei Therapiejahre hinter sich hatten, erfüllten 35 (81 %) die 30 % JIA definition of improvement (DOI) Kriterien (und immerhin 29 (67 %) die DOI 70 % Kriterien. 10 % hatten eine zusätzliche Methotrexat-Therapie begonnen.

Stimulierend sind Beobachtungen, dass das Wachstum bei Kindern und Jugendlichen bei Einsatz einer effizienten TNF-Blocker-Therapie altersentsprechender verläuft und dass die radiologisch fassbare Gelenkdestruktion verringert wird.

Die gute Wirksamkeit und Verträglichkeit der Kombination Methotrexat und Etanercept wurde bei Erwachsenen mit rheumatoider Arthritis belegt: Zur Woche 12 und 24 waren ACR20, ACR50 und ACR70 bei 59 Patienten mit der Kombination Methotrexat/Etanercept sämtlich signifikant besser als in der Gruppe, die nur Methotrexat und Placebo erhielt. Keinen signifikanten Unterschied gab es bei den Nebenwirkungen mit Ausnahme der lokalen Reaktionen an Injektionsstellen in der Methotrexat/Etanercept Gruppe.

Auch bei Kindern und Jugendlichen mit JIA wirkt die Kombination Methotrexat plus Etanercept deutlich besser als die Etanercept-Monotherapie.

In einer offenen Studie bei 15 Patienten mit Methotrexat-refraktärer systemischer JIA erlitten 60 % auch unter dieser Kombination Krankheitsschübe, nachdem primär von 15 Patienten 14 nach durchschnittlich zwei Monaten auf die Kombinationstherapie angesprochen hatten. Das schlechtere Ansprechen der systemischen Form der JIA auf Etanercept belegen auch zwei weitere Studien.

Ungenügend wirksam ist Etanercept bei Vorliegen einer Uveitis. Dafür scheint das Ansprechen bei juvenilen Spondylarthropathien gut zu sein.

Bei Kindern wurde die bei Erwachsenen offensichtliche Häufung schwerer Infektionen (vor allem Tuberkulose und andere intrazelluläre Infektionen) bisher nicht beobachtet. Derzeit gibt es auch keinen Hinweis darauf, dass kindliche Infektionen unter Etanercept komplikationsreicher verlaufen.

Trotzdem sollte Etanercept bei schweren akuten Infekten und möglicherweise auch um operative Eingriffe pausiert werden. Die Pause sollte aber nach Möglichkeit nicht mehr als drei Wochen dauern. Eine erhöhte Wachsamkeit unter langdauernder TNF-Antikörpertherapie ist auch bei Kindern und Jugendlichen notwendig.

Um die Sicherheit der Etanercept Therapie besser abschätzen zu können, wurde in Deutschland eine Meldezentrale etabliert. Die meisten der 451 registrierten JIA-Patienten wurden entsprechend den oben vorgestellten Überlegungen mit der Kombination Etanercept plus Methotrexat behandelt. Die publizierten Ergebnisse belegen eine relativ nebenwirkungsarme Therapie, die Abbruchrate von 4 % bei 451 JIA Patienten unterstreicht die sehr gute Verträglichkeit. In diesem Register waren die schwersten gemeldeten Komplikationen unter Etanercept eine schwere Pneumonie, ein Stevens Johnson Syndrom bei gleichzeitiger Gabe von oralen Kontrazeptiva, das unter Weiterführen von Etanercept und nach Absetzen des Kontrazeptivums nicht mehr auftrat, und ein neu aufgetretenes Schilddrüsenkarzinom.

In der Literatur wurden zudem Fälle von Optikus-Neuritis, schweren bakteriellen Infektionen, Varizellen-Meningitis, Hautvaskulitis und Etanercept-induziertem SLE beschrieben.

Die Empfehlung für die Therapie mit Etanercept wurde kürzlich in einem Konsensus-Statement der AG Kinder- und Jugendrheumatologie festgelegt: Etanercept wird verabreicht bei aktiver Polyarthritis nach Versagen einer Therapie mit Methotrexat oder bei Unverträglichkeit von Methotrexat ab einem Alter von 4 Jahren. Etanercept kann auch bei Psoriasisarthritis eingesetzt werden, was nicht als „off label use" bezeichnet wird. Ansonsten kann Etanercept auch „off label" nach Versagen von Methotrexat bei juveniler ankylosierender Spondylitis und bei inadäquatem Ansprechen einer Oligoarthritis auf intra-artikuläre Steroidinjektionen zum Einsatz kommen.

TNF-Blocker und sämtliche andere Biologika sollten nach 8–12 Wochen reevaluiert werden, bei Nichtansprechen muss ein Absetzen dieser Medikamente erwogen werden. Zu beachten ist allerdings, dass der maximale Effekt mitunter erst nach 6 Monaten erreicht wird.

So ist zu sagen, dass für etwa 90 % aller Kinder und Jugendlichen bei adäquater Behandlung zugelassene Medikamente zu einer Besserung führen. Für die verbleibenden 10 % der Patienten, die nach Methotrexat und der Kombination Methotrexat/Etanercept nicht adäquat ansprechen, stehen derzeit nur nicht zugelassene Medikament zur Verfügung oder eine nicht adäquat evaluierte Kombination von 3 DMARDs.

Der monoklonale Anti-TNF Antikörper **Infliximab** ist für Kinder und Jugendliche mit JIA unter 16 Jahren bisher nicht zugelassen. Derzeit laufen kontrollierte Studien zum Einsatz von Infliximab bei JIA. Die Kombination von Infliximab und Methotrexat verspricht ein ACR (pediatric) 30 Ansprechen von 70 %. Es ist durchaus sinnvoll nach einem Versagen von Etanercept an diesen intravenös zuverabreichenden TNF Antikörper zu denken.

So zeigte eine offene Studie der Kombination von Infliximab und Methotrexat mit 24 jungen PatientInnen mit Methotrexat-refraktärer juveniler Polyarthritis (Alter zwischen 8 und 33 Jahren, die meisten bereits erwachsen) eine ACR 20 % Antwort bei mehr als der Hälfte (54 %) nach 2 Wochen und bei 87 % im achten Therapiemonat. Nach einem Jahr Therapie konnten nur noch 9 PatientInnen evaluiert werden, davon erreichten zu diesem Zeitpunkt 78 % die ACR20 und ACR50 Kriterien, 44 % sogar eine ACR70.

Die Infusionen wurden zur Woche 0,2,6 und dann alle 8 Wochen verabreicht. 3 mg/kg wurden über mindestens 2 Stunden verabreicht. Dann wurde die Dosis gesteigert auf median 4,4 mg/kg. Die bei 79 % der Patienten zusätzlich median verabreichte Dosis von 0,15 mg/kg Prednisonäquivalent konnte reduziert werden und musste bei keinem Patienten erhöht werden. Infusionsreaktionen traten bei der Hälfte der Patientinnen auf, von denen ein Teil durch Prämedikation mit Corticosteroiden vermeidbar sein sollte.

Vertretbar erscheint derzeit „off label" Einsatz von Infliximab daher bei Versagen von Etanercept bei JIA und, in Anbetracht der guten Ansprechraten bei der unkontrollierten Therapie von Uveitis-Patienten, auch bei therapierefraktärer Uveitis (3 mg/kg–6 mg/kg, ev. 10 mg/kg) zuerst alle 4 Wochen. Nach Wirkeintritt wird das Intervall schrittweise verlängert auf 8 Wochen Intervall.

Der rekombinante Interleukin-1-Rezeptor-Antagonist **Anakinra** wurde bei Kindern und Jugendlichen bisher leider nicht ausreichend untersucht. Anakinra kann derzeit nur „off label" verabreicht werden, insbesondere bei systemischer JIA und eventuell bei trotz Therapie mit Methotrexat und TNF-Blocker therapierefraktärer Polyarthritis. Die Dosis beträgt 1–2 mg/kg (max. 100 mg) täglich subkutan. Nebenwirkungen sind vor allem Lokalreaktionen, weit seltener Kopfschmerzen, Fieber und Neutropenien.

In Fallserien wurde ein deutlicher Effekt von Anakinra auf die systemische Form der JIA beschrieben, zumindest teilweise in Monotherapie. Nachdem ähnlich positive Erfahrungen auch bei Erwachsenen mit dem vergleichbaren Krankheitsbild (Adult Onset Still's Disease) gemacht wurden, erscheint der „off label" Einsatz bei Kindern mit systemischer JIA gerechtfertigt.

Tocilizumab, der humanisierte Antikörper gegen den IL-6-Rezeptor, hat in einer offenen Studie bei 10/11 japanischen Kindern mit systemischer JIA zu Entfiebern, Besserung der Arthritis und Reduktion der Entzündungsparameter geführt. Drei Infusionen (2,4 oder 8 mg/kg) in zwei Wochen Intervall erzielten 8 Wochen nach Therapiebeginn mehr als ACR 50 % Besserung bei 91 % und eine ACR 70 % Besserung bei 63 % der Patienten. Die knapp 10 % der Patienten, die keine ACR (pediatric) 50 Kriterien erfüllten, erreichten auch die ACR 30 nicht.

Eine 30 % Besserung wurde bei >70 % von 15 evaluierbaren Kindern beobachtet. Eine gute Wirkung wurde bei 4 mg/kg beobachtet. Herpesvirusinfektionen oder Neutropenie traten bei 3 Kindern auf, milde Transaminasenerhöhungen wurden ebenfalls beobachtet. Eine Phase III Studie ist derzeit in Durchführung.

Bei Verabreichung des CTLA4-Ig Hybridmoleküls **Abatacept**, die Interaktion von T- zu B-Zellen herabreguliert, zeigen Kinder über 6 Jahren Alter nur geringe Nebenwirkungen.

Der human monoklonale TNF Antikörper **Adalimumab** wird auch bei Kindern und Jugendlichen mit JIA getestet.

II.4 Systemische Verlaufsform (Morbus Still)

Ch. Huemer

Definition und Häufigkeit

Die systemische Verlaufsform der juvenilen idiopathischen Arthritis, früher auch als STILL-Syndrom bezeichnet, hat gegenüber den rein arthritischen Verläufen einige Besonderheiten, die in diesem Beitrag diskutiert werden.

Innerhalb des Kollektivs der Kinder mit juveniler idiopathischer Arthritis verlaufen etwa 10 % der Erkrankungen systemisch. Die Erkrankung manifestiert sich in den meisten Regionen der Welt gleichmäßig über das ganze Jahr verteilt.

Klinisches Bild

Der Altersgipfel des systemischen Krankheitsbildes liegt bei etwa 2 Jahren. Bei Jugendlichen und Erwachsenen wird sehr selten die „adult-onset STILL's disease" beobachtet, bei der allerdings gefragt werden muss, ob es sich wirklich um dieselbe Erkrankung handelt.

Allgemeinsymptome

Von allen Kindern mit juveniler idiopathischer Arthritis weisen die mit systemischem Verlauf am häufigsten Allgemeinsymptome auf (Tabelle 4). Besonders charakteristisch ist das Fieber, das typischerweise mit 1–2 Spikes/d über mehrere Wochen auftritt und antibiotikaresistent ist.

Hautbefunde

Bereits an der Haut können wichtige Krankheitszeichen zu sehen sein. Der typische, oft nur im Fieberschub vorhandene Rash bei systemischer juveniler idiopathischer (chronischer) Arthritis wird gebildet aus vorwiegend am Stamm lokalisierten makulopapulösen Effloreszenzen mit einem Durchmesser von meist nicht mehr als 1 cm. Sie sind lachsrot, oft mit zentraler Aufhellung und erinnern teilweise an ein Erythema exsudativum multiforme. Morbilliforme, rubeoliforme und urtikarielle Exantheme können ebenfalls auftreten.

Tabelle 4 Extraartikuläre Symptome bei 187 Patienten mit systemischem Verlauf

Symptom/Befund	Häufigkeit (%)
Fieber	100
Exanthem	91
Hepatomegalie	83
Splenomegalie	67
Karditis	61
Lymphadenopathie	54
Pleuritis	15
Iridozyklitis	2

Gelegentlich besteht Juckreiz. Rheumaknoten, wie sie bei Erwachsenen häufig sind, kommen bei dieser Verlaufsform nicht vor.

Eine relativ seltene Manifestation ist das idiopathische Lymphödem, das auch bei der systemischen juvenilen idiopathischen Arthritis auftreten kann. Meist ist die untere Extremität betroffen, und dann meist auch nur einseitig. Es besteht keine Beziehung zur Krankheitsaktivität oder zur Therapie.

Arthritis

Der Nachweis einer Arthritis gehört zur Diagnose der systemischen juvenilen idiopathischen Arthritis. Sie tritt bei vielen Kindern jedoch erst Wochen oder sogar Monate nach Beginn der systemischen Zeichen in Erscheinung. Bei etwa 40 % der Patienten verläuft die Arthritis oligoartikulär, bei den anderen überwiegt der symmetrische, polyartikuläre Befall.

Besonders häufig befallen sind die Handgelenke, gefolgt von den Kniegelenken, Sprunggelenken, Hüften, Schultern, Ellbogen und Fingern. Die Beweglichkeit aller Gelenke sollte genau dokumentiert werden. Die Halswirbelsäule kann gerade bei systemischem Verlauf befallen sein, sie wird leider viel zu oft von der Untersuchung ausgespart. Auch hier ist die Beweglichkeit in allen Richtungen zu dokumentieren. Ein Tortikollis muss immer an einen HWS-Befall denken lassen.

Am Kniegelenk wird im Bereich der Beugeseite nach BAKER-Zysten gesucht. Derartige Zysten können gelegentlich auch am Oberarm registriert werden, ausgehend von einer Arthritis des Schultergelenkes. Auch auf Sehnen und Sehnenscheiden ist zu achten. Oft liegt ja nicht nur eine Arthrosynovitis vor, sondern auch eine Tenosynovitis. Diese Befunde sollten ebenso dokumentiert werden wie Atrophien von bestimmten Muskelgruppen. Die genaue Vermessung der Kinder gestattet den Nachweis von lokalen und systemischen Wachstumsstörungen.

Vor allem bei unzureichend behandelten Erkrankungen kommt es im Verlauf zu Gelenkdestruktionen mit Fehlstellungen und Deformitäten. Bei der systemischen Verlaufsform stehen destruktive Veränderungen an den Hand- und Hüftgelenken im Vordergrund. Besonders die Destruktion der Hüftgelenke schränkt Funktion und Lebensqualität der Patienten erheblich ein. Langjährige Erkrankung der Kiefergelenke kann zu Kieferasymmetrie, Retrognathie und Problemen bei der Nahrungsaufnahme führen.

Lymphatisches System und Leber

Wesentliche Befunde, auf die geachtet werden sollte, sind Lymphadenopathie und Hepatosplenomegalie. Eine Mitbeteiligung der Leber kann an Transaminasenerhöhungen, die man anders nicht erklären kann, abgelesen werden.

Herz

Nur eine begrenzte Anzahl von Kindern mit Herzbeteiligung entwickelt Symptome oder bei der klinischen Untersuchung auffällige Befunde. Es muss daher zumindest jeder Patient mit Anhaltspunkten für eine systemische juvenile idiopathische (chronische) Arthritis ausführlich kardiologisch untersucht werden, was die zweidimensionale Echokardiographie mit einschließt. Nur so werden kleinere Perikardergüsse sicher identifiziert, während größere bereits röntgenologisch erkennbar sind. Eine Myokarditis tritt im Vergleich zur Perikarditis erheblich seltener auf. Endokarditis und Klappenfehler gehören nicht zum Bild der systemischen juvenilen idiopathischen Arthritis.

Lunge

Neben einer Pleuritis werden vereinzelt auch interstitielle Lungenerkrankungen im Sinne einer Pneumonitis beobachtet. Letztere können auch Nebenwirkungen bestimmter Medikamente (z. B. Methotrexat) repräsentieren. Vor allem bei interstitiellen Lungenerkrankungen erweist sich neben der Röntgendiagnostik die Lungenfunktionsprüfung als sinnvoll und gestattet eine Longitudinalüberwachung. Nach jüngeren Veröffentlichungen sind Lungenfunktionsstörungen, abhängig vom Subtyp der juvenilen idiopathischen Arthritis, nicht selten. Findet sich eine extrathorakale Stenose mit inspiratorischem Stridor, ist an eine krikoarytenoide Arthritis zu denken.

Niere

Die Niere hat ihre Bedeutung nicht nur für die Medikamententoxizität, sondern auch im Hinblick auf eine Amyloidose. Eine Proteinurie kann als erster Hinweis auf eine einsetzende Sekundäramyloidose gewertet werden (bei einzelnen Patienten schon nach nur 1-jährigem Krankheitsverlauf). Daneben beschrieben türkische Autoren eine erstaunlich hohe Rate von Hyperkalziurie und Hämaturie, wobei allerdings die Mehrzahl der Kinder Steroide einnahm.

Zentralnervensystem

Selten kommt es bei der systemischen juvenilen idiopathischen (chronischen) Arthritis zu zentralnervösen Symptomen wie Krämpfen, Verwirrtheit und Meningismus, ohne dass eine gleichzeitige Salicylattherapie durchgeführt worden wäre. Bei zerebralen Symptomen muss immer auch an ein Makrophagenaktivierungssyndrom oder ein CINCA-Syndrom (siehe Kapitel VIII) gedacht werden.

Makrophagenaktivierungssyndrom

Unter diesem Begriff verstehen wir eine Komplikation, die vor allem bei der systemischen juvenilen idiopathischen Arthritis vorkommt. Sie geht mit einer ausgeprägten Makrophagenaktivierung einher, in deren Gefolge massiv Zytokine, wie TNF- oder IFN-y, freigesetzt werden. Das Makrophagenaktivierungssyndrom kann neben rheumatischen auch durch verschiedene infektiöse oder maligne Erkrankungen induziert werden, bei einzelnen Patienten spielten möglicherweise Medikamente wie Methotrexat oder Sulfasalazin eine auslösende Rolle. Differenzialdiagnostisch müssen die akzelerierte Phase des CHEDIAK-HIGASHI-Syndroms sowie die familiäre erythrophagozytäre Lymphohistiozytose abgegrenzt werden.

Klinisch ist das Makrophagenaktivierungssyndrom gekennzeichnet durch persistierendes Fieber, Lymphadenopathie, Hepatosplenomegalie, zerebrale Auffälligkeiten und Panzytopenie. PTT ist verlängert, Fibrinogen erniedrigt.

Das CRP geht mit dem Ausmaß des Entzündungsprozesses parallel. Im Knochenmark findet man zahlreiche gut differenzierte Makrophagen mit aktiver Hämophagozytose. Mit diesen Befunden kann das Makrophagenaktivierungssyndrom gut von einem rheumatischen Schub abgegrenzt werden. Das Makrophagenaktivierungssyndrom ist eine ernste Komplikation mit oft tödlichem Ausgang.

Amyloidose

Bei Kindern mit systemischer Verlaufsform kann nach mehrjährigem Krankheitsverlauf vor allem bei unzureichender Immunsuppression, in bis zu 10 % eine Sekundäramyloidose auftreten. Amyloide sind histochemisch charakterisiert durch ihre Anfärbbarkeit mit Kongorot und ihre grüne Farbe im Polarisationsmikroskop. Biochemisch handelt es sich um eine Gruppe verschiedener Eiweiße, die aus unterschiedlichen Serumeiweißvorstufen entstehen (AL-λ und AL-k aus Immunglobulinleichtketten, AA aus HDL-Protein und Serumamyloid A, AFT aus Präalbumin etc.). Bei rheumatischen Erkrankungen einschließlich der juvenilen idiopathischen Arthritis dominiert AA. Ergeben sich Verdachtsmomente auf eine Amyloidose, sind Biopsien durchzuführen. Die Überlebensprognose wird durch eine Amyloidose erheblich beeinträchtigt.

Diagnose

Die Diagnose beruht auf der Symptomkombination von typischen Fieberschüben, rheumatoidem Rash und Arthritis. Die Spezifität der Diagnose erscheint den Autoren aber unzureichend, weil eine Reihe anderer Erkrankungen ähnliche Symptome hervorrufen kann, und es wäre zu wünschen, würden Kriterien entwickelt, die eine Diagnose sowohl mit hoher Sensitivität wie auch Spezifität stellen ließen.

Laboruntersuchungen

Typisch für die systemische Verlaufsform ist die zum Teil eindrucksvolle Entzündungsaktivität, ablesbar an der Erhöhung von BSG und Akute-Phase-Proteinen, aber auch an Neutrophilie oder Thrombozytose. Autoantikörper fehlen. Es besteht eine lockere Assoziation mit HLA-B35. Vor allem im Hinblick auf therapieinduzierte Nebenwirkungen gehört zu initialen Evaluierung auch die Analyse von Leber- und Nierenfunktion.

Therapie

Die Zahl der Kinder mit systemischer juveniler idiopathischer (chronischer) Arthritis, die mit nichtsteroidalem Antirheumatika allein erfolgreich behandelt werden können, ist gering. Bei der Mehrzahl ist eine Kombination zumindest mit Steroiden erforderlich. Je nach klinischem Verlauf werden die Steroide oral bis zu 2 mg/kg/d verabreicht, oder aber als i. v. Gabe in Dosierungen bis zu 30 mg/kg, die dann aber über maximal 3 Tage verabreicht werden kann; i. v. Gaben sind auch eingesetzt worden, um orale Steroide einzusparen. Über den Einsatz von Deflazacort liegen bei Kindern erst wenige Erfahrungen vor, sodass eine generelle Therapieempfehlung nicht gegeben werden kann.

Ist eine Vollremission erreicht, lassen sich bei einigen Kindern die Steroide langsam auf niedrige Dosierungen unterhalb der CUSHING-Schwelle reduzieren, bei anderen gelingt dies nur bei gleichzeitigem Einsatz von steroidsparenden Kombinationspartnern.

Zur Steroidersparnis geeignet sind Azathioprin oder Methotrexat, möglicherweise auch hochdosierte i. v. Immunglobuline. Auch Kombinationen aus diesen Therapieelementen sind möglich, wenn eine einfache Behandlung nicht den gewünschten Erfolg nach sich zieht. Die Therapie wird in der Regel gut vertragen. Das onkogene Potenzial von Azathioprin ist gering. Unter Methotrexat wurde bei 2 Kindern mit juveniler idiopathischer Arthritis ein HODGKIN-Lymphom berichtet. Es bleibt abzuwarten, ob hier eine zufällige Koinzidenz vorliegt oder ob Methotrexat bei Langzeitanwendung maligne lymphoproliferative Erkrankungen begünstigt.

Nur wenige Kinder werden auch mit solchen Kombinationen immer noch Krankheitsaktivität haben. Für solche Patienten können dann keine Empfehlungen gegeben werden, da alles weitere nur auf der Basis von „trial and error" geschieht. Einige Autoren halten in dieser Situation sogar den Einsatz von Alkylanzien für legitim. Eine Studie an Kindern liegt vor. Experimentelle Therapien, wie etwa mit anti-CD4-Antikörpern oder Antikörpern gegen TNF-α, bedürfen weiterer Überprüfung.

Bei den wenigen Patienten, bei denen sich eine Amyloidose ausbildet, können alkylierende Substanzen, vor allem Chlorambucil, versucht werden.

Jede medikamentöse Behandlung wird durch physikalische Therapiemaßnahmen ergänzt

Begleittherapie

Wegen des krankheits- und therapiebedingten Minderwuchses wurde die Gabe von Wachstumshormon versucht. Die Wachstumsgeschwindigkeit konnte damit gesteigert werden, der Einfluss auf die Endgröße bleibt abzuwarten. Auch die mikrozytäre Anämie infolge der chronischen Entzündung stellt gelegentlich ein Problem dar. FANTINI et al. verabreichten daher Erythropoietin s. c. oder i. v. (mittlere Dosis etwa 300 E/kg/Woche). Damit stieg der Hb von etwa 7 auf 12 g/dl an.

Therapie des Makrophagenaktivierungssyndroms

Wegen der Seltenheit dieser Verlaufsform gibt es nur wenige Therapiestudien, an denen man sich orientieren kann. Hochdosierte Steroide reichen zur Therapie bei einigen Patienten nicht aus. MOUY berichteten über 3 Kinder, die in einer solchen Situation zusätzlich Cyclosporin A (2–5 mg/kg/d) erhalten hatten. Zwei Kinder mit weniger bedrohlichem Verlauf wurden nur mit Cyclosporin A (2–8 mg/kg/d) behandelt. Bei allen 5 Kindern sistierte das Fieber innerhalb von 24 Stunden, die Hämozytopenie normalisierte sich in wenigen Tagen.

II.5   Oligoarthritis

Ch. Huemer

Definition

Die Oligoarthritis ist definiert als Arthritis mit Befall von 1 Gelenk bis maximal 4 Gelenken während der ersten 6 Krankheitsmonate. Erkranken auch im weiteren Verlauf nicht mehr als 4 Gelenke, spricht man von einer **persistierenden** Oligoarthritis. Dehnt sich die Arthritis nach dem 6. Krankheitsmonat auf 5 und mehr Gelenke aus, wird die Erkrankung als **erweiterte (extended)** Oligoarthritis bezeichnet.

Ausschlusskriterien: positive Familienanamnese (Verwandte 1. oder 2. Grades) für Psoriasis oder Spondylarthropathie; Nachweis des IgM-Rheumafaktors; HLA-B27-positive Jungen mit Krankheitsbeginn nach dem 8. Lebensjahr.

Häufigkeit

Der oben definierte oligoartikuläre Beginn betrifft etwa 30–40 % der Kinder mit juveniler idiopathischer Arthritis. Krankheitsbeginn überwiegend im Kleinkindalter. 70–80 % der Patienten sind Mädchen.

Anamnese

Die Oligoarthritis beginnt manchmal im Zusammenhang mit einer Infektion oder einem Trauma. Bei den meisten Patienten lässt sich jedoch keine auslösende Situation ermitteln. In manchen Familien erkranken 2 oder gar mehr Kinder an einer Oligoarthritis und/oder Iridozyklitis. Auch andere Verwandte können betroffen sein.

Klinische Befunde

Gelenkbeteiligung. Weitaus am häufigsten betroffen ist das Kniegelenk (Abb. 6-8) mit bis zu 50 %, gefolgt vom Sprunggelenk, das bei 20–30 % der Kinder erkrankt. Hand-, Ellbogengelenk oder einzelne Gelenke an Fingern und Zehen sind bei 5–10 % der Kinder beteiligt. Wahrscheinlich häufiger als

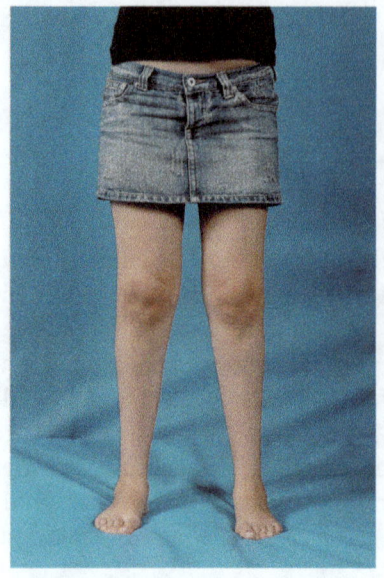 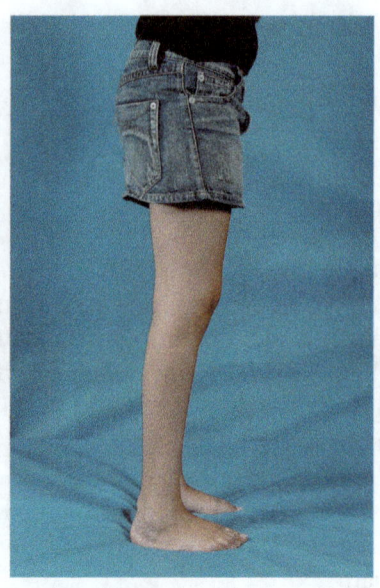

Abb. 6   **Abb. 7**

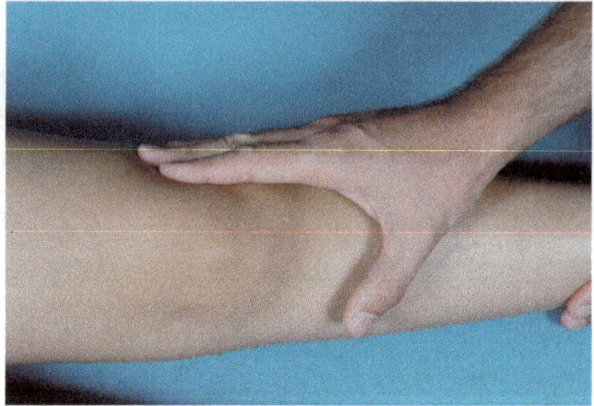

Abb. 8 (Fotos: ÖJRK/Anna Stöcher)

beachtet kommt es auch zur Arthritis im Bereich der HWS sowie der Kiefergelenke. Der Befall von Hüft- oder Schultergelenk ist bei der frühkindlichen
Oligoarthritis eher die Ausnahme.

Die Arthritis beginnt bei 50–60 % der Patienten als Monarthritis, bei etwa
30 % sind 2 Gelenke betroffen. Im Gelenkmuster überwiegt die Asymmetrie.
Bei bilateralem Gelenkbefall erkrankt meist eine Seite früher oder heftiger.
Beim Handgelenk fällt auf, dass die Arthritis die Gebrauchshand bevorzugt.

Folgezustände der Arthritis. Die Arthritis führt schon nach wenigen Wochen zu sekundären Veränderungen der Muskulatur Bei asymmetrischem Befall sind Muskelatrophien besonders gut zu erkennen. Die bei der Oligoarthritis am häufigsten betroffenen Gelenke – Knie- und Sprunggelenk – hinterlassen eine Umfangsminderung am Oberschenkel bzw. der Wade.

Die Asymmetrie deckt auch Wachstumsstörungen auf, die vor allem bei Beginn im Kleinkindalter zum Tragen kommen Dabei kann sowohl ein vermehrtes als auch ein vermindertes Wachstum auftreten. Das betroffene Kniegelenk wächst schneller und führt zur Beinlängendifferenz, die durch Schuherhöhung auf der gesunden Seite ausgeglichen werden muss. Ein zunächst vermehrtes Wachstum fällt auch auf bei Arthritis der Finger- und Zehengelenke. Im weiteren Verlauf bleiben die Finger und Zehen jedoch meist kürzer, u.a. bedingt durch einen vorzeitigen Schluss der Wachstumsfugen, Schonung eines erkrankten Körperteils führt zu verzögertem Wachstum. Dies wird besonders deutlich bei betroffenem Hand- und Sprunggelenk. Die verminderte Belastung hat zur Folge, dass die gesamte Hand bzw. der Fuß kleiner bleiben.

Iridozyklitis. Alle Kinder mit einer Oligoarthritis, vor allem bei Beginn im Kleinkindalter, müssen regelmäßig vom Augenarzt untersucht werden. Etwa 30 % entwickeln eine Iridozyklitis, die meist keine Symptomatik oder Rötung des Auges verursacht. Sie kann deshalb nur durch Spaltlampenuntersuchungen (mindestens alle 2–3 Monate) rechtzeitig erkannt und gegebenenfalls behandelt werden. Arthritis und Iridozyklitis verlaufen nicht parallel. Schübe an den Augen können durchaus auch auftreten, wenn die Gelenkserkrankung in Remission ist und umgekehrt. Eine heftige Iridozyklitis kann zu bleibenden Schäden am Auge mit Visusverlust bis zur Erblindung führen. Erste Komplikation sind hintere Synechien, die durch intensive lokale und systemische Therapie in den ersten Tagen und Wochen oft noch gesprengt werden können. Andernfalls entsteht eine bleibende Entrundung der Pupille und bei zirkulärer Synechierung eine Seclusio pupillae. Als weitere Komplikationen können Katarakt, Hornhautdystrophie, Glaukom oder selten eine Phthisis bulbi auftreten.

Gelegentlich manifestiert sich die Iridozyklitis vor der Gelenkserkrankung. Bei aggressivem Verlauf haben diese Kinder dann bleibende Schäden am Auge, die durch Zufall entdeckt werden oder bei der Routineuntersuchung nach Manifestation der Arthritis auffallen. Meist geht jedoch die Gelenksentzündung der Iridozyklitis voraus. Regelmäßige augenärztliche Untersuchungen können Defekte am Auge verhindern. Besonders kritisch in Bezug auf die Augenbeteiligung sind die ersten 2–3 Jahre nach Beginn der Arthritis. Allerdings entwickeln noch etwa 5 % der Patienten mehr als 5 Jahre nach Beginn der Arthritis erstmals eine Iridozyklitis.

Laborbefunde

Im akuten Schub sind häufig BSG und CRP erhöht. Etwa 30 % der Kinder mit Oligoarthritis haben jedoch normale Entzündungswerte im Blut trotz klinisch aktiver Arthritis. Wichtig für die Diagnose ist die Bestimmung der antinukleären Antikörper. Sie sind in niedriger bis mittlerer Titerstufe bei 70–80 % der Kinder erhöht. Erhöhte antinukleäre Antikörper gelten auch als Risikofaktor für das Auftreten einer Iridozyklitis. Bei einigen Patienten findet man außerdem eine Erhöhung des IgG als Hinweis auf einen chronischen Entzündungsprozess.

Einen Hinweis auf die genetische Disposition liefert das HLA-System. So findet man bei der frühkindlichen Oligoarthritis gehäuft das HLA-A2 sowie DRB1*1301, DRB1*0801 und DPB1*0201 (siehe auch „Immungenetik und HLA-Assoziationen", Seite 27). Kombinationen dieser Allele scheinen das Erkrankungsrisiko zu steigern.

Diagnose

Die Verdachtsdiagnose ergibt sich bei einem Kleinkind, das ohne wesentliche Allgemeinsymptomatik an einer Arthritis weniger Gelenke erkrankt. Der Nachweis von antinukleären Antikörpern im Serum erhärtet den Verdacht.

Zu Krankheitsbeginn müssen einige Differenzialdiagnosen bedacht werden. Es gilt vor allem, rasch eine septische Arthritis bzw. Osteomyelitis sowie einen malignen Prozess auszuschließen.

Therapie

Zur Schmerz- und Entzündungshemmung sollten frühzeitig nichtsteroidale Antirheumatika eingesetzt werden. Kommt die Arthritis damit nicht ausreichend zur Ruhe, können einzelne Gelenke mit Steroiden injiziert werden. Vor allem bei monartikulären Verläufen sind damit langdauernde Remissionen zu erzielen. Bei hartnäckigem Verlauf über 6–12 Monate, vor allem, wenn sich destruktive Veränderungen anbahnen, besteht die Indikation zur antirheumatischen Langzeittherapie. Bei schweren Verläufen können auch Immunsuppressiva (Azathioprin, Methotrexat) zum Einsatz kommen.

Eine Iridozyklitis wird zunächst lokal mit steroidhaltigen Augentropfen oder -salben behandelt. Bei Synechiegefahr muss die Pupille mit lokalen Mydriatika weit gestellt werden. Ein schwerer Schub mit Synechie erfordert rasches Handeln. Intensive Lokaltherapie und eine systemische Steroidtherapie

(z. B. i.v. Stoßtherapie mit 20–40 mg Prednisolon/kg KG) können Synechien in den ersten Tagen und Wochen oft noch sprengen. Immunsuppressiva sind indiziert, wenn eine chronische Iridozyklitis unter Lokaltherapie mit Steroiden nicht ausreichend zur Ruhe kommt oder wenn sich bereits Synechien gebildet haben. Neben Azathioprin und Methotrexat sind dabei in den letzten Jahren gute Erfolge mit Cyclosporin A zu verzeichnen.

Die Krankengymnastische Therapie ist eine wichtige Säule in der Behandlung der Oligoarthritis. Dabei müssen Kleininder besonders behutsam und kindgerecht behandelt werden. Mit Geduld und Zuwendung sind auch kleinste Kinder effektiv zu behandeln.

Prognose

Bei den meisten Kindern mit Oligoarthritis bleibt der Verlauf oligoartikulär. Bei 50–60 % lassen sich auch Langzeitremissionen erzielen. Allerdings können manchmal nach mehrjährigem beschwerdefreien Intervall Rezidive auftreten.

Bei 20–30 % der Patienten geht die Erkrankung über in eine erweiterte (extended) Oligoarthritis oder in eine symmetrische Polyarthritis. Letztere erweist sich meist als therapieresistent und führt zu schweren Destruktionen und Funktionsbehinderungen.

Die Prognose der Iridozyklitis konnte in den letzten Jahren durch regelmäßige Augenuntersuchungen und bei Bedarf raschem therapeutischem Eingreifen verbessert werden. Vor allem die Einführung der immunsuppressiven Therapie hat vielen Kindern eine gute Sehfähigkeit erhalten. Dennoch können bis zu 30 % der Patienten bleibende Augenschäden entwickeln, die bei der Hälfte davon auch zum Visusverlust führen.

II.6 Erweiterte (extended) Oligoarthritis

Ch. Huemer

Definition und Häufigkeit

Es handelt sich um eine Arthritis mit Befall von 1–4 Gelenken während der ersten 6 Krankheitsmonate und insgesamt mindestens 5 oder mehr betroffenen Gelenken im weiteren Verlauf.

Bei bis zu 30 % der Kinder mit oligoartikulärem Beginn dehnt sich im Verlauf die Arthritis auf 5 und mehr Gelenke aus. Bei 5–10 % entsteht eine symmetrische Poylarthritis mit ungünstiger Prognose.

Klinische Befunde

Gelenkbeteiligung. Der erweiterte Gelenkbefall bezieht vermehrt Gelenke der oberen Extremität mit ein. Relativ häufig sind Hand- und Ellbogengelenke betroffen, aber auch die Schultergelenke können erkranken. An der unteren Extremität ergreift die Arthritis nun vermehrt auch die Hüftgelenke. Halswirbelsäule, Kiefergelenke sowie die kleinen Gelenke der Finger und Zehen kommen hinzu. Bei den meisten Kindern herrscht ein asymmetrisches Gelenkmuster vor. Bei ihnen erkranken selten mehr als 8–9 Gelenke. Bei etwa 5–10 % entwickelt sich jedoch eine Polyarthritis mit überwiegend symmetrischem Befall kleiner und großer Gelenke. Das Krankheitsbild gleicht dann der rheumafaktornegativen Polyarthritis (siehe „Polyarthritis, Rheumafaktor negativ").

Iridozyklitis. Häufigkeit und Schwere der Iridozyklitis unterscheiden sich beim erweiterten Gelenkbefall nicht von den Befunden bei persistierender Oligoarthritis (siehe auch „Oligoarthritis").

Therapie

Dem erweiterten Gelenkbefall muss in der medikamentösen Therapie Rechnung getragen werden. Bei der erweiterten Oligoarthritis ist die Einleitung einer Basistherapie indiziert. Bei relativ mildem Verlauf können Antimalariamittel ausreichen. Mit dem Einsatz von Immunsuppressiva sollte jedoch nicht zu lange gezögert werden. Infrage kommt in erster Linie Methotrexat, alternativ auch Azathioprin, eventuell kombiniert mit Antimalariamitteln. Bei schweren Verläufen, vor allem bei destruierender Polyarthritis, kann auch die Kombination mit Cyclosporin A oder der Einsatz von Anti-TNF-α erwogen werden. Eine Low-dose-Steroidtherapie hilft vor allem Kindern, die an starken Gelenkschmerzen und Morgensteifigkeit leiden. Die tägliche Dosis sollte jedoch auf keinen Fall über 0,15 bis maximal 0,2 mg Prednisolon/kg KG liegen.

Prognose

Bleibt die Arthritis auf weniger als 8–10 Gelenke beschränkt – mit vorherrschend asymmetrischem Muster –, kann durch rechtzeitige intensive Therapie der Verlauf oft noch günstig beeinflusst werden. Bei einem Teil dieser Kinder kommt es zu anhaltenden Remissionen. Aber auch chronisch progrediente Verläufe mit Gelenkdestruktionen und bleibender Behinderung sind möglich.

Dehnt sich der Gelenkbefall zur symmetrischen Polyarthritis aus, sind destruktive Veränderungen die Regel. Diese Verlaufsform erweist sich als prognostisch besonders ungünstig. Viele Patienten entwickeln schwere Behinderungen, entsprechend den STEINBROCKER-Funktionsstadien III oder gar IV. Bei anhaltend hoher Krankheitsaktivität über mehrere Jahre muss auch bei dieser nicht systmischen Verlaufsform mit einer Amyloidose gerechnet werden.

II.7   Polyarthritis (Rheumafaktor negativ)

Ch. Huemer

Definition und Häufigkeit

Die Krankheit wird definiert als Arthritis mit Befall von 5 oder mehr Gelenken während der ersten 6 Krankheitsmonate. Rheumafaktoren dürfen nicht nachweisbar sein. **Ausschlusskriterien** sind: positiver IgM-Rheumafaktor; systemische Arthritis.

Etwa 20–30 % der Kinder mit juveniler idiopathischer Arthritis leiden an einer rheumafaktornegativen Polyarthritis. Die Erkrankung kann sich während der gesamten Kindheit manifestieren. Oft beginnt die Erkrankung jedoch zwischen dem 2. und 3. Lebensjahr und in der Präpubertät; etwa 50 % der Kinder sind bei Erkankungsbeginn jünger als 6 Jahre. 70–75 % der Patienten sind Mädchen.

Anamnese

Bei jungen Kindern beginnt die Erkrankung nicht selten schleichend und bleibt zunächst häufig unerkannt, da eindrucksvolle Gelenkschwellungen und -schmerzen fehlen können („trockene Synovitis"). Erst die zunehmende Bewegungseinschränkung in mehreren Gelenken lässt dann an eine Gelenkerkrankung denken.

Klinische Befunde

Gelenkbefall. Die Arthritis ist gekennzeichnet durch ein überwiegend symmetrisches Verteilungsmuster unter Einschluss von großen und kleinen Gelenken. Am häufigsten sind die Hand- (Abb. 9) und Finger-, die Ellbogen-, Knie- und Sprunggelenke betroffen, Schulter- und Hüftgelenke sind meist erst im späteren Krankheitsverlauf involviert. Eine sorgfältige Untersuchung deckt häufig eine frühzeitige Mitbeteiligung der Halswirbelsäule und der Kiefergelenke auf.

Zusätzlich zur Arthritis besteht nicht selten eine Tenosynovitis, besonders im Bereich der Handgelenke. Sind die Sehnenscheiden der Extensoren betroffen, führt dies zu einer dorsalen Schwellung über dem Handgelenk und ist nicht immer leicht von einer interkarpalen Arthritis zu unterscheiden. Die

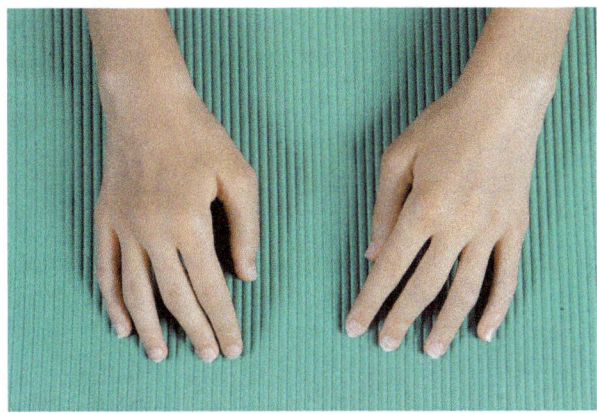

Abb. 9
(Foto: ÖJRK/Anna Stöcher)

Beteiligung der Sehnenscheiden der Fingerbeugesehnen führt zu einer volaren Schwellung mit Beugeschonhaltung der Finger. Ein klinisch bedeutsames Karpaltunnelsyndrom tritt dagegen nur selten auf.

Als Folge der Arthritis kommt es zu einer Verkürzung der Muskulatur und Sehnen, was zu Beugekontrakturen und im weiteren Verlauf zu Fehlstellungen der Gelenke führen kann. Bei meist symmetrischem Gelenkbefall wird ein vermehrtes lokales Wachstum mit z. B. Beinlängendifferenz seltener als bei der Oligoarthritis beobachtet. Bei lang anhaltendem Entzündungsprozess sind vermindertes Längenwachstum und verzögerte Pubertätsentwicklung häufige Befunde.

Allgemeinsymptome. Leichte Allgemeinsymptome, wie subfebrile Temperaturen, leichte Hepatosplenomegalie, Müdigkeit und Appetitlosigkeit, können die Arthritis begleiten, ausgeprägte und persistierende extraartikuläre Symptome wie bei der systemischen Verlaufsform treten jedoch nicht auf. Etwa 5–10 % der betroffenen Kinder erkranken im Verlauf an einer chronischen Iridozyklitis (siehe auch „Oligoarthritis"). Subkutane Knötchen, bei der rheumafaktorpositiven Form häufig, werden nur selten beobachtet.

Laborbefunde

Je nach Aktivität und Ausmaß des Entzündungsprozesses können die BSG und die Akute-Phase-Proteine, wie C-reaktives Protein (CRP) u. a., mäßig bis deutlich erhöht sein. Ebenso findet man bei der polyartikulären Form eine Leukozytose mit Neutrophilie wechselnden Ausmaßes und eine (bei schwerer Polyarthritis häufig eindrucksvolle) Thrombozytose. Infolge der chronischen

Entzündung besteht häufig eine mäßige mikrozytäre Anämie und fast immer eine Erhöhung der Immunglobuline. Positive antinukleäre Antikörper sind bei 25 % der Kinder nachweisbar.

Bildgebende Diagnostik

Die Arthrosonographie als nicht invasive Methode bietet die Möglichkeit, Gelenkergüsse und Begleitzysten zu objektivieren und für Verlaufsuntersuchungen zu quantifizieren. Der Geübte kann auch das Ausmaß der Synoviaproliferation (Pannusbildung) beurteilen.

Röntgenuntersuchungen der betroffenen Gelenke bei Diagnose dienen als Ausgangsbefunde für spätere Verlaufsbeurteilungen. Destruktionen treten, von der rheumafaktorpositiven Polyarthritis abgesehen, erst in fortgeschrittenen Stadien auf. In frühen Phasen der Erkrankung sind eine gelenknahe Osteopenie und Reifungsbeschleunigung häufig. Im Zweifel müssen auch andere Ursachen, wie Traumen oder Neoplasien, radiologisch ausgeschlossen werden.

Zur frühen Diagnose einer Beteiligung der Temporomandibulargelenke ist eine MRT mit Gadolinium (Gd-DTPA-MRT) besonders geeignet. Von 15 Kindern mit juveniler idiopathischer Arthritis hatten 87 % eine im MRT nachgewiesene Arthritis der Kiefergelenke. Klinisch waren nur 60 % diagnostiziert worden, radiologisch fanden sich Veränderungen nur bei 40 %.

Diagnose

Die Diagnose basiert auf der sorgfältigen klinischen Untersuchung mit Nachweis einer Arthritis in mindestens 5 Gelenken mit einer symmetrischen Beteiligung großer und kleiner Gelenke. Laboruntersuchungen dienen zur Erfassung der entzündlichen Aktivität bzw. zur Klassifikation in die Untergruppe; definitionsgemäß muss der IgM-Rheumafaktor negativ sein.

Differenzialdiagnostisch müssen andere Formen der juvenilen idiopathischen Arthritis (Psoriasisarthritis, enthesitisassoziierte Arthritis), die polyartikulär verlaufen können, abgegrenzt werden. Die Arthritis beim systemischen Lupus erythematodes kann eine juvenile idiopathische Arthritis imitieren, weitere klinische Zeichen des systemischen Lupus erythematodes bzw. der Nachweis hochtitriger antinukleärer Antikörper und ds-DNS-Antikörper klären die Diagnose. Auch reaktive Arthritiden oder eine Sarkoidose sowie einige seltene Erkrankungen kommen differenzialdiagnostisch in Frage.

Anamnese und klinische Befunde, gegebenenfalls ergänzt durch Bildgebung und Laboruntersuchungen, können meist schon im Frühstadium die Diagnose sichern.

Therapie

Eine kausale Therapie der juvenilen idiopathischen Arthritiden ist bisher nicht verfügbar. Die Behandlung umfasst Maßnahmen zur Beseitigung der Schmerzen, Hemmung der Entzündung, Erhaltung bzw. Wiederherstellung der Gelenkfunktion, Kontrolle von extraartikulären Manifestationen, soweit vorhanden, sowie Prävention bzw. frühzeitige Behandlung von Komplikationen mit dem Ziel einer möglichst normalen physischen und psychischen Entwicklung für die betroffenen Kinder.

Da es sich bei den Polyarthritiden um Erkrankungen handelt, die über Jahre aktiv bleiben können und die somit eine Langzeittherapie erforderlich machen, sind die genannten Behandlungsziele nur in einem multiprofessionellen Behandlungsteam und in enger Kooperation der Therapeuten zu erreichen. Zum Behandlungsteam gehören rheumatologisch erfahrene Kinder und Jugendmediziner, Physio- und Ergotherapeuten sowie Psychologen und Sozialpädagogen. Medikamentöse und physikalische Therapie sind von gleichrangiger Bedeutung!

Medikamentöse Therapie

Zur Behandlung der rheumafaktornegativen Polyarthritis werden zunächst nicht steroidale Antirheumatika eingesetzt.

Auch bei konsequenter Therapie tritt eine Wirkung mit großer Variationsbreite im Mittel erst nach 4–5 Wochen ein, sodass ein Behandlungsversuch mindestens 6–8 Wochen dauern sollte, bevor von einem unzureichenden Therapieerfolg ausgegangen werden kann. Die seronegative Polyarthritis verläuft zwar in Bezug auf destruktive Veränderungen langsam, nur die Minderzahl der betroffenen Kinder ist aber mit nicht steroidalen Antirheumatika alleine ausreichend behandelbar.

Bei anhaltender Entzündungsaktivität oder Progredienz der Erkrankung ist die Gabe von Immunsuppressiva indiziert. An der 1. Stelle steht heute Methotrexat, nachdem erstmals 1992 in einer plazebokontrollierten Doppelblindstudie gezeigt werden konnte, dass bei 63 % der Kinder mit juveniler idiopathischer Arthritis, die mit 10 mg Methotrexat/m2 KO p.o. als wöchentliche Einzeldosis behandelt wurden, innerhalb von 6 Monaten eine signifikante Besserung eintrat. Ist der Therapieerfolg unter der Standarddosierung von 10 mg/m2/Woche nicht ausreichend, kann die Gabe parenteral erfolgen (i. m. oder s. c.) und die Dosis bei akzeptablen Nebenwirkungen bis auf 20–25 mg/m2/Woche gesteigert werden.

Bei leichteren Formen können Antimalariamittel versucht werden, kontrollierte Studien liegen für diese Medikamentengruppe jedoch nicht vor. Bei fehlendem Ansprechen auf Methotrexat oder Abbruch der Therapie wegen Nebenwirkungen kann auch Azathioprin verwendet werden. In einer unkontrollierten prospektiven skandinavischen Studie an 129 Patienten mit refraktärer juveniler idiopathischer Arthritis erreichten unter einer Therapie mit Azathioprin 29 % eine voll- bzw. Teilremission. Die Abbruchrate wegen Nebenwirkungen betrug 14 %. Bei schweren Verläufen werden Kombinationen mehrerer Immunsuppressiva, zunehmend auch unter Einsatz von Ciclosporin A, verwendet. Zusätzliche hochdosierte i. v. Immunglobulingaben können kurzzeitige Besserungen bewirken, der Effekt ist aber nicht anhaltend.

Bleiben unter der Langzeittherapie einzelne Gelenke aktiv, ist eine intrartikuläre Steroidinjektion von Triamcinolonhexacetonid häufig sehr hilfreich. Sie führt bei mehr als 80 % der behandelten Gelenke zu einer Remission von mehr als 6 Monaten. In der Hand Erfahrener ist sie eine sichere Behandlungsmaßnahme ohne ernste Nebenwirkungen. Gelegentlich können an der Injektionsstelle Hautatrophien auftreten.

Die systemische Steroidgabe sollte sich auf schwere polyartikuläre Verläufe beschränken, z. B. zur Überbrückung einer krisenhaften Situation („bridging agent"), bis die Wirkung einer begonnenen immunsuppressiven Therapie einsetzt. Wird eine Therapie über längere Zeit beibehalten, ist darauf zu achten, dass die tägliche Dosis unter 0,15–0,2 mg Prednisolonäquivalent/kg KG liegt. Wenn immer möglich, ist eine alternierende Gabe nur jeden 2. Tag vorzuziehen.

Prognose

Die Langzeitprognose wird negativ beeinflusst durch lang anhaltende Entzündungsaktivität, häufig frühzeitig einsetzende Funktionseinschränkung in vielen Gelenken und mögliche Gelenkdestruktion, die vor allem bei der rheumafaktorpositiven Polyarthritis rasch auftreten kann (siehe auch „Polyarthritis" (Rheumafaktor positiv).

Bedingt durch unterschiedliche Nomenklatur, unterschiedliche Patientenkollektive, aber auch unterschiedliche Ergebnisse sind Studien häufig nicht miteinander vergleichbar. Viele Patienten mit Polyarthritis zeigen nach einer Krankheitsdauer von 5–10 Jahren noch eine deutliche Krankheitsaktivität bzw.

stehen noch unter medikamentöser Therapie. Die Angaben schwanken zwischen 25 und 82 %. Bei jahrelang bestehender Entzündungsaktivität ist auch eine sekundäre Amyloidose möglich (siehe auch „Systemische Erkrankung").

II.8   Polyarthritis (Rheumafaktor positiv)

Ch. Huemer

Definition und Häufigkeit

Die Erkrankung ist definiert als Arthritis mit Befall von 5 oder mehr Gelenken während der ersten 6 Krankheitsmonate. Der Rheumafaktor muss positiv sein (mindestens 2 positive Ergebnisse im Abstand von 3 Monaten).

Ausschlusskriterien sind: negativer IgM-Rheumafaktor zu 2 Untersuchungszeitpunkten im Abstand von mindestens 3 Monaten; systemische Arthritis.

Etwa 5 % der Kinder mit juveniler idiopathischer Arthritis sind von einer rheumafaktorpositiven Polyarthritis betroffen. Ganz überwiegend (80–90 %) erkranken Mädchen in der späten Kindheit oder Adoleszenz; das mittlere Manifestationsalter beträgt 9–11 Jahre.

Anamnese

Die Symptomatik gleicht der seropositiven chronischen Polyarthritis des Erwachsenen. Die Patienten berichten häufig über eine ausgeprägte Morgensteifigkeit.

Klinische Befunde

Gelenkbefall. Wie bei der rheumafaktornegativen Polyarthritis ist das Verteilungsmuster überwiegend symmetrisch; die Arthritis betrifft sowohl große als auch kleine Gelenke der oberen und unteren Extremitäten. Häufig sind bereits zu Beginn 3 oder mehr Gelenkregionen involviert. Hand- und Fingergelenke (Metakarpophalangeal- und proximale Interphalangealgelenke – s. Abb. 10), Ellbogen-, Knie- und Fußgelenke erkranken am häufigsten, die Hüftgelenke vergleichsweise selten. Die Erkrankung kann aber jedes Gelenk erfassen; eine Arthritis in 20 oder mehr Gelenken ist keine Seltenheit. An der Hand entwickelt sich nicht selten die beim Erwachsenen bekannte Fehlstellung mit Radialabweichung der Mittelhand und Ulnardeviation der Metakarpophalangealgelenke.

In den proximalen Interphalangealgelenken kommt es häufig zur sog. Knopflochdeformität mit Beugekontraktur im proximalen Interphalangealge-

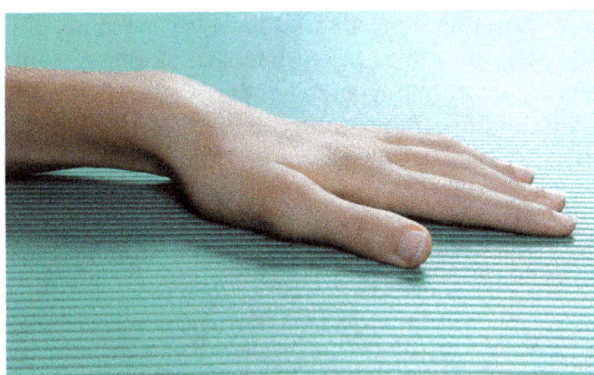

Abb. 10
(Foto: ÖJRK/Anna Stöcher)

lenk und Überstreckung im distalen Interphalangealgelenk. Eine Tenosynovitis der Beugesehnen ist ebenfalls häufig, gelegentlich treten Sehnenrupturen oder ein Karpaltunnelsyndrom auf.

Der klinische Verlauf ist häufig durch persistierende Aktivität der Arthritis und zunehmende Beteiligung weiterer Gelenke gekennzeichnet.

Extraartikuläre Symptome. Als Besonderheit treten bei der rheumafaktor-positiven Polyarthritis bei einem Teil der Kinder **Rheumaknoten** auf. Diese sind gut verschieblich, von fester Konsistenz und teilweise nicht schmerzhaft. Sie können einzeln oder multipel auftreten und über Monate bzw. Jahre persistieren. Die darüber liegende Haut kann gerötet sein. Typischerweise werden sie über dem Olekranon beobachtet, können jedoch auch an anderen Druckpunkten wie Fingerbeugesehnen, Achillessehne oder am Hinterhaupt auftreten. Klinisch sind sie nicht von den Rheumaknoten beim rheumatischen Fieber zu unterscheiden.

Abgegrenzt werden müssen sog. „benigne Rheumaknoten" oder „Pseudorheumaknoten", die ebenfalls über knöchernen Vorsprüngen bei sonst gesunden Kindern ohne Assoziation zu einer rheumatischen Erkrankung vorkommen und histologisch nicht vom Granuloma anulare zu unterscheiden sind.

Eine chronische Iridozyklitis tritt bei dieser Subgruppe der juvenilen idiopathischen Arthritis nicht auf; gelegentlich werden andere Augenmanifestationen wie Keratitis, Episkleritis und SJÖGREN-Syndrom in Analogie zur adulten seropositiven Polyarthritis beobachtet.

Allgemeinsymptome wie leichtes Fieber, Abgeschlagenheit, diskrete Hepatosplenomegalie sind wie bei der rheumafaktornegativen Polyarthritis möglich, aber eher selten.

Obwohl bei systematischer Untersuchung Veränderungen der Lungenfunktion bei Kindern mit juveniler idiopathischer Arthritis gar nicht selten sind (siehe auch „Systemische Erkrankung"), werden klinisch bedeutsame, überwiegend interstitielle Lungenerkrankungen selten beobachtet. Bei einzelnen Patienten kann eine pulmonale Erkrankung auch bei der rheumafaktorpositiven Polyarthritis der Gelenkmanifestation vorausgehen.

Bedrohlich ist das Auftreten einer Vaskulitis, die meist kleine bis mittlere Gefäße betrifft.

Laborbefunde

Die unspezifischen Entzündungswerte können wie bei der rheumafaktornegativen Polyarthritis erhöht, aber auch normal sein. Bei 75 % der Kinder finden sich die antinukleären Antikörper positiv. Die Erkrankung entspricht auch immungenetisch der adulten seropositiven Polyarthritis. Es besteht eine starke Assoziation zu HLA-DR4 sowie zur Subregion DRB*0401. Homozygotie für DR4 steigert das Krankheitsrisiko und ist mit einer früheren Krankheitsmanifestation assoziiert.

Rheumafaktor

Definitionsgemäß müssen Rheumafaktoren zweimal – im Mindestabstand von 3 Monaten – positiv sein.

Rheumafaktoren sind Immunglobuline, die gegen den Fc-Teil des IgG-Moleküls gerichtet sind (Antiglobuline). Rheumafaktoren werden üblicherweise mit dem WAALER-ROSE-Test (Schaferythrozyten, IgG sensibilisiert) oder dem Latextest (Latexagglutination) untersucht. Hierbei wird der „klassische" Rheumafaktor der IgM-Klasse bestimmt. IgG- und analog IgA- und IgE-Rheumafaktoren führen zur Bildung von großen Immunkomplexen mit gegenseitiger Bindung der Autoantikörper und sind deshalb in den klassischen Testsystemen nicht nachweisbar.

Die Bestimmung des IgM-Rheumafaktors ist zur weiteren Klassifikation einer chronischen Polyarthritis von entscheidender Bedeutung, sie ist aber keine Screeninguntersuchung für rheumatische Erkrankungen im Kindes- und Jugendalter!

Positive IgM-Rheumafaktoren können bei einer Vielzahl anderer Erkrankungen auftreten.

Bildgebende Diagnostik

Röntgenuntersuchungen der betroffenen Gelenke bei Diagnose und im Verlauf haben für die rheumafaktorpositive Polyarthritis eine besondere Bedeutung, da die Arthritis häufig rasch progredient mit Erosionen und knöchernen Destruktionen verläuft. Erste erosive Veränderungen können auf dem Röntgenbild bereits nach einer Krankheitsdauer von 6 Monaten erkennbar sein. Am häufigsten sind die Hand- und Fingergelenke, etwas seltener die Fußgelenke betroffen. Mit fortschreitender Erkrankung treten nicht selten eine Fusion der Karpalknochen (Os carpale) und zunehmende Gelenkfehlstellungen auf.

Diagnose

Erkrankt ein Mädchen, seltener ein Junge, in der späten Kindheit oder in der Pubertät an einer symmetrischen Polyarthritis unter Einschluss von großen und kleinen Gelenken, nicht selten mit deutlicher Morgensteifheit, besteht die Verdachtsdiagnose einer rheumafaktorpositiven Polyarthritis. Das typische klinische Bild, der chronische Verlauf und der Nachweis des IgM-Rheumafaktors (zweimal positiv im Abstand von mindestens 3 Monaten) bestätigen nach Ausschluss anderer rheumatischer Erkrankungen, die ebenfalls mit einem positiven Rheumafaktor verlaufen können, die Diagnose.

Therapie

Allgemeine Therapieprinzipien siehe „Polyarthritis" (Rheumafaktor negativ)

Medikamentöse Therapie

Da die Erkrankung überwiegend progredient verläuft und frühzeitig erosive Veränderungen auftreten, ist eine frühe und aggressive Therapie entscheidend. Eine alleinige Behandlung mit nicht steroidalen Antirheumatika ist für diese Patientengruppe nicht ausreichend. Frühzeitig nach Diagnosestellung, bei typischem klinischem Bild und ausgeprägtem Gelenkbefall schon vor der zweiten Bestätigung des positiven Rheumafaktors nach drei Monaten, ist eine immunsuppressive Behandlung indiziert.

Methotrexat ist auch für die rheumafaktorpositive Polyarthritis heute das Mittel der 1. Wahl. Frühe Behandlung mit Methotrexat erhöht die Wahrscheinlichkeit, dass die radiologische Progredienz, z. B. messbar an der karpalen

Distanz, verzögert wird. Bei fehlendem bzw. ungenügendem Therapieerfolg werden andere Immunsuppressiva eingesetzt bzw. es wird rasch eine Kombinationsbehandlung begonnen (siehe auch „Polyarthritis" (Rheumafaktor negativ). Nur vereinzelt kommt heute noch eine parenterale Goldtherapie zur Anwendung. Therapieunterstützend ist die intraartikuläre Steroidbehandlung einzelner, besonders aktiver Gelenke indiziert.

Auch wenn Studien für Kinder und Jugendliche mit juveniler idiopathischer Arthritis bisher nicht vorliegen, sind Ergebnisse aus der Erwachsenenrheumatologie ermutigend, die zeigen, dass eine Therapie mit Ciclosporin A in einer Dosis von 3 mg/kg KG/d über 12 Monate bei Erwachsenen mit seropositiver Polyarthritis die radiologische Progression der Erkrankung verzögert. Ähnlich günstige Effekte in Bezug auf die Zunahme radiologischer Veränderungen sind für Erwachsene unter einer niedrig dosierten täglichen Steroidtherapie über zwei Jahre beschrieben worden.

Neue Therapieansätze wie die Behandlung mit Antikörpern gegen TNF-α zeigen erste positive Ergebnisse. Auch die Behandlung mit Etanercept (rekombinantes, lösliches TNF-α-Rezeptorfusionsprotein), s. c. zweimal pro Woche in einer Dosis von 0,4 mg/kg verabreicht, führte in einer offenen Studie bei 51 von 69 Patienten (74 %) mit polyartikulärem Verlauf einer juvenilen idiopathischen Arthritis innerhalb von drei Monaten zu einer profunden klinischen Besserung. Unter der Kurzzeittherapie traten keine ernst zu nehmenden Nebenwirkungen auf. Weitere Untersuchungen an einer größeren, möglichst homogenen Patientengruppe sind erforderlich, bevor Effektivität und mögliche Nebenwirkungen einer solchen Therapie beurteilt werden können. Der Stellenwert einer autologen Stammzelltransplantation für schwerst betroffene Patienten ist derzeit nicht absehbar.

Prognose

Von allen Subgruppen der juvenilen idiopathischen Arthritis zeigt die rheumafaktorpositive Polyarthritis am häufigsten über Jahre anhaltende Krankheitsaktivität mit chronisch-progredientem Verlauf und resultierenden bleibenden Gelenksveränderungen bzw. teilweise auch Gelenkzerstörungen. Bei schweren Verläufen mit drohender Immobilisation sind rekonstruktive operative Eingriffe, teilweise auch ein totaler Gelenkersatz bereits in der späten Adoleszenz bzw. im jungen Erwachsenenalter erforderlich. Es ist zu hoffen, dass frühe und aggressive Therapie dieser Subgruppe in Zukunft die Prognose der Gelenkdestruktionen verbessert.

Eine kontinuierliche psychologische und sozialpädagogische Mitbetreuung dieser Patienten ist unverzichtbar. Bei nicht selten bereits in der Adoleszenz bestehenden erheblichen Gelenkveränderungen kann dies für die Betroffenen eine Einschränkung der gerade im Jugendalter so wichtigen körperlichen Mobilität bedeuten. Ein negatives Selbstwertgefühl, vermittelt durch das Erscheinungsbild (Stigmatisierung) oder durch eine beschränkte Erfüllung der Erwartungen und Anforderungen der „Peer-Group" können die Folge sein. Zusätzlich kann sich ein negatives Körperselbstbild durch die Erkrankung, aber auch durch Auswirkungen der Therapie (z. B. Nebenwirkungen einer Steroidbehandlung) entwickeln. Hinzu kommt bei Erkrankungsbeginn in der Pubertät, dass die Individulaprognose zunächst unsicher ist und die Jugendlichen neben der Bewältigung der medizinischen Probleme u. U. auch bereits getroffene Entscheidungen zu Berufswahl und weiterer Lebensplanung revidieren müssen.

Eine wichtige Aufgabe des pädiatrisch-rheumatologischen Behandlungsteams besteht darin, für diese Patienten, die in der Regel auch als Erwachsene noch weiterer Therapie bedürfen, den Übergang in eine internistisch-rheumatologische Betreuung vorzubereiten und die kontinuierliche Weiterbehandlung zu sichern.

II.9 Enthesitis assoziierte juvenile idiopathische Arthritis

M. Sailer-Höck

Einleitung

Die Enthesitis assoziierte Arthritis stellt eine besondere Form der juvenilen idiopathischen Arthritis (JIA) dar, bei der neben der Arthritis eine schmerzhafte Entzündung von Sehnenansätzen, eine sogenannte Enthesitis im Vordergrund steht. Daneben können auch Sehnenscheiden und Gelenke der Wirbelsäule betroffen sein. In den Familien dieser Patienten finden sich gehäuft Arthritiden, entzündlich bedingte Rückenschmerzen oder andere HLA-B27 assoziierte Erkrankungen.

In der seit 1998 international verwendeten ILAR-Klassifikation der juvenilen idiopathischen Arthritis wurde der Begriff der juvenilen Spondylarthropathie (auch Oligoarthritis Typ II) durch die Bezeichnung *Enthesitis assoziierte Arthritis* (EAA) ersetzt. Die neu definierten Diagnosekriterien, die neben den Hauptkriterien Enthesitis und Arthritis noch einige Nebenkriterien, wie das Alter und Geschlecht des Patienten oder die Familienanamnese enthalten, sind in Tabelle 5 zusammengefasst.

Der Beginn der Erkrankung liegt meist im späten Kindesalter oder in der Adoleszenz, wobei Knaben häufiger betroffen sind als Mädchen. Selten kann die Erkrankung schon im Kleinkindesalter beginnen.

Die Erkrankung verläuft meist in Schüben, wobei die Patienten zwischen den Krankheitsphasen mitunter monatelang völlig beschwerdefrei sein können. Die Enthesitis assoziierte Arthritis kann in jedem Krankheitsstadium ausheilen oder auch im Spätstadium in einen Morbus Bechterew mit Einsteifung der Wirbelsäule übergehen.

Klinische Symptomatik

Periphere Arthritis. Am Beginn der Erkrankung findet sich zumeist eine Arthritis eines oder mehrerer Gelenke, bevorzugt der unteren Extremitäten, verbunden mit einer Enthesitis an einer oder mehreren Stellen, vor allem im Fuß- und Kniebereich. Zu Beginn sind häufig die Sprung- und Kniegelenke betroffen, wobei der Gelenkbefall zumeist ein asymmetrisches Muster zeigt. Ein Befall der Hüftgelenke findet sich meist erst im späteren Verlauf, kann aber wesentlich öfter als bei anderen Formen der juvenilen idiopathischen Arthritis auch schon zu Beginn der Erkrankung auftreten. Recht typisch ist ein

---

Tabelle 5 Enthesitis assoziierte Arthritis (ILAR-Klassifikation 1998)

Definition
Arthritis und Enthesitis
oder
Arthritis oder Enthesitis und zumindest 2 der folgenden Kriterien

- ▶ schmerzempfindliche Sacroiliacalgelenke und/oder entzündlicher Wirbelsäulenschmerz
- ▶ positives HLAB27
- ▶ akute anteriore Uveitis verbunden mit Augenschmerzen, Rötung, Photophobie
- ▶ Krankheitsbeginn bei Knaben > 8 Jahren
- ▶ positive Familienanamnese für HLAB27 assoziierte Erkrankung im 1. oder 2. Verwandtschaftsgrad

Ausschlusskriterien
- ▶ manifeste Psoriasis des Kindes und/oder bei zumindest
- ▶ einem Familienmitglied (1. oder 2. Verwandtschaftsgrad)
- ▶ systemische Symptomatik

Petty et al. (1998): Revision of the proposed classification criteria for juvenile idiopathic arthritis. Durban (1997) J. Rheumatol 25: 10, 1991–1994

Befall der kleinen Zehengelenke, während die Fingergelenke seltener betroffen sind. Im Verlauf der Erkrankung kann es zu einer Entzündung im Bereich der Fußwurzel und des Mittelfußes, einer sogenannten Tarsitis kommen, die zu einer schmerzhaften Bewegungseinschränkung im Mittelfußbereich führt. Bei nicht ausreichender Behandlung kann dies zu einer charakteristischen Fußdeformität, dem sogenannten rheumatischen Hohlfuß führen. Es entsteht ein überhöhtes Längsgewölbe mit steilgestellten Mittelfußknochen, was zu einer vermehrten Belastung des gesamten Ballenbereiches führt. Durch diese Überbelastung flacht das Quergewölbe ab und begünstigt die Entwicklung von Krallenzehen. Dabei bleibt der gesamte Fuß oft im Wachstum zurück (Abb. 11). Weitere typische, wenn auch eher seltene Lokalisationen der *Enthesitis assoziierten Arthritis* sind die Schulter- und Sternoclaviculargelenke.

Achsenskelett. Entzündliche Veränderungen im Bereich des Iliosakralgelenkes (Sacroiliitis) und der Wirbelsäule treten oft erst nach jahrelangem Verlauf der Erkrankung in circa der Hälfte der Fälle auf. Nur bei einem Teil dieser

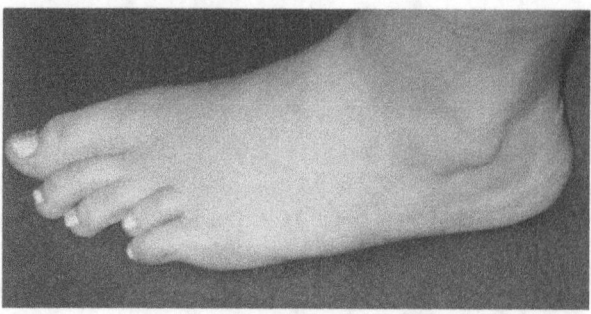

Abb. 11 Linker Fuß: deutliche Wachstumsverzögerung des 4. Mittelfußknochens und der kleinen Zehenknochen der 4. Zehe als Folge einer Arthritis im Mittel- und Vorfußbereich

Patienten geht die Erkrankung in eine Spondylitis ankylosans (Morbus Bechterew) mit den typischen Veränderungen und Steifheit der Wirbelsäule über. Vor allem bei älteren Kindern findet man gelegentlich eine Sakroiliitis auch als Erstmanifestation.

Patienten mit einer Sacroiliitis klagen über spontane Schmerzen im Gesäß oder tiefen Rücken, die typischerweise in Ruhe stärker sind. Mitunter kommt es schmerzbedingt zu einem unruhigen, nicht erholsamen Schlaf, wobei die Patienten auf Grund der Rückenschmerzen oft schon in den frühen Morgenstunden aufwachen. Manchmal geben die Patienten die Schmerzen auch im Hüftbereich, Oberschenkel oder im Knie an.

Enthesitis. Eine Enthesitis, eine schmerzhafte Entzündung im Bereich verschiedener Sehnenansatzstellen, findet sich bei der juvenilen *Enthesitis assoziierten Arthritis* häufiger als bei Erwachsenen. Mitunter dient sie als wertvolles Kriterium zur Abgrenzung von anderen Formen der juvenilen idiopathischen Arthritis. Enthesitiden finden sich vor allem am Calcaneus, sowohl an der Ansatzstelle der Achillessehne als auch der Plantaraponeurose, weiters an den Metatarsalköpfchen I–IV sowie an der Basis des Os metatarsale V. Seltener finden sich schmerzhafte entzündliche Sehnenansatzstellen an der Tuberositas tibiae, an der Patella, am Beckenkamm oder am Schulterblatt. Eine Enthesitis ist allerdings auch bei anderen rheumatischen Erkrankungen möglich. Die Diagnose der Enthesitis kann zumeist auf Grund des klinischen Bildes gestellt werden. Radiologisch zeigen sich bei einer Enthesitis mitunter Erosionen, Hyperostosen, Sklerosierungen an Sehnenansatzstellen und manchmal auch die Zeichen einer Wachstumsbeschleunigung.

Iridozyclitis. In circa 10–15 % der Patienten mit Enthesitis assoziierter Arthritis tritt im Verlauf der Erkrankung im Unterschied zu anderen Formen der juvenilen idiopathischen Arthritis eine akute Iridozyclitis (Regenbogen-hautentzündung) mit Rötung, Schmerzen und Photophobie auf. In seltenen Fällen findet man sie bereits vor Beginn der Arthritis. Diese Form der Iridocyclitis heilt unter lokaler Therapie meist innerhalb von Tagen oder Wochen vollständig aus. Bleibende Augenschäden finden sich nur sehr selten.

Diagnostik

Klinische Untersuchung. Wie bei anderen Formen der juvenilen idiopathischen Arthritis haben Kinder oft Probleme die Initialsymptome genau zu lokalisieren. Sie klagen zum Beispiel über diffuse Schmerzen im Gesäß, der Leiste oder im Oberschenkel. Mitunter wird eine Arthritis erst durch übermäßige Schmerzen nach einem Bagatelltrauma bemerkt, manchmal fällt auch nur ein hinkendes Gangbild oder ein Leistungsabfall im Schulsport auf, ohne dass das Kind über Beschwerden geklagt hätte. Schmerzen im Bereich der Achillessehne werden nicht selten auf Überanstrengung oder schlecht passende Schuhe zurückgeführt.

Gerade diese ungenauen Angaben, die wenig charakteristischen Symptome sowie die am Beginn der Erkrankung recht häufige zwischenzeitliche Besserung erschweren mitunter die Diagnosestellung.

Neben einer exakten Erfragung des Beschwerdebildes mit Augenmerk auf die Schmerzlokalisation und -qualität (Ruhe- oder belastungsabhängige Schmerzen) sollte auch nach einer abgelaufenen Iritis sowie nach HLA-B27-assoziierten Erkrankungen in der Familie gefragt werden. Mitunter sind mehrere Untersuchungen und eine Beobachtung über einen längeren Zeitraum notwendig, um die Diagnose einer Enthesitis assoziierten Arthritis stellen zu können.

Neben der allgemeinen körperlichen Untersuchung sollte eine genaue Evaluierung der peripheren Gelenke mit Palpation der Sehnenansatzstellen, der Plantaraponeurose am Calcaneus und an den Metatarsalköpfchen, der Achillessehne am Calcaneus, im Bereich der Tuberositas tibiae sowie am Rand der Patella (bei 2, 6 und 10 Uhr) erfolgen. Seltener finden sich schmerzhafte Sehnenansätze am Trochanter major, am Beckenkamm und am Schultergürtel.

Bei der Enthesitis assoziierten Arthritis kommt der Untersuchung des Rückens und der Wirbelsäule besondere Bedeutung zu.

Dabei sollte man zunächst auf Asymmetrien im Stand achten, auch einen Verlust der normalen Lordose der Lendenwirbelsäule (LWS) und Kyphose der Brustwirbelsäule (BWS) kann man am besten im Stehen beurteilen. Beim Vorbeugen zeigt sich bei einem Befall der LWS eine deutliche Abflachung der Krümmungen im LWS- und unteren BWS-Bereich. Diese Bewegungseinschränkung ist zu Beginn meist schmerzbedingt, kann aber bei Fortschreiten der Erkrankung durch die Ankylosierung auch fixiert sein.

Bei einem Patienten mit Verdacht auf eine Enthesitis assoziierte Arthritis sollte zur Beurteilung der Mobilität der Lendenwirbelsäule immer auch ein modifizierter Schober-Test durchgeführt werden. Dabei wird beim stehenden Kind eine horizontale Linie in Höhe des lumbosakralen Überganges gezogen (zwischen der rechten und linken Spina iliaca posterior superior). Von hier aus werden 10 cm nach cranial und 5 cm nach caudal gemessen und diese Stellen markiert. Bei maximalem Vorwärtsbeugen des Kindes (bei gestreckten Kniegelenken) wird nun die Distanz zwischen dem cranialen und dem caudalen Punkt gemessen. Die Differenz ist ein Indikator für die Beweglichkeit der LWS und des lumbosakralen Überganges. Allgemein gilt eine Distanzzunahme von 15 auf weniger als 21 cm als sicher pathologisch ist. Die alleinige Messung des Fingerspitzen-Boden-Abstandes zur Beurteilung der Mobilität der Lendenwirbelsäule reicht nicht aus, da hierbei auch die Hüftbeweglichkeit eine große Rolle spielt.

Durch den Befall der Wirbelrippengelenke kann bei der Ethesitis assoziierten Arthritis die Thoraxepansion beeinträchtigt sein. Die normale Thoraxepansion variiert im Kindesalter stark. Dennoch sollte die Untersuchung bei jedem Patienten mit Verdacht auf Enthesitis assoziierte Arthritis durchgeführt werden. Die Thoraxexpansion wird zwischen maximaler Exspiration und maximaler Inspiration im 4. Intercostalraum gemessen, wobei im Jugendalter jeder Wert unter 5 cm als pathologisch gilt.

Wichtig sind wiederholte Messungen bei demselben Patienten, um eine Abnahme der Thoraxmobilität im Verlauf oder bei Schüben nicht zu übersehen.

Bei einer Sakroiliitis sind ein direkter Druck über dem Iliosakralgelenk, eine Kompression des Beckens oder eine Distraktion der Iliosakralgelenke, (Patrick Test) schmerzhaft. Zur sicheren Diagnosestellung einer Sacroiliitis sollte nicht auf eine bildgebende Untersuchung verzichtet werden. Im MRI kann eine Sakroiliitis schon früh nachgewiesen werden kann. Typische Befunde hierfür sind ein Erguss im Iliosakralgelenke, ein Knochenmarködem und /oder Knorpelläsionen (Bollow et al. 1998). Gerade bei Jugendlichen ist auch ein sonographischer Nachweis einer Sakroiliitis möglich. Radiologisch nachweisbare Veränderungen im Bereich der Ileosacralgelenke sind vor allem Erosionen, reaktive Sklerosierung und Gelenkspaltverschmälerung.

Differentialdiagnose. Vor allem zu Beginn der Erkrankung, solange noch keine Wirbelsäulensymptomatik vorliegt, müssen andere Formen der juvenilen idiopathischen Arthritis differentialdiagnostisch in Betracht gezogen werden. Schmerzen im Wirbelsäulenbereich können auch durch andere entzündliche Prozesse wie Osteomyelitis, Discitis, durch sogenanntes Wirbelgleiten

(Spondylolysis, Spondylolisthesis) oder einen Morbus Scheuermann bedingt sein. Ein Discusprolaps findet sich im Kindes- und Jugendalter nur sehr selten.

Knochenschmerzen zeigen sich auch bei Leukämien im Kindesalter, wobei hier häufig die Knochenenden druckschmerzhaft sind. Abzugrenzen sind auch Knochentumoren, weiters eine Osteochondrosis der Tuberositas tibiae (Morbus Osgood-Schlatter) oder der Apophyse des Calcaneus (Sever's Syndrom).

Beschwerden im Iliosakralbereich können unter anderem auch durch septische Prozesse, Osteomyelitis oder Ewing Sarkom des Os ilium bedingt sein. Gerade deshalb ist in zweifelhaften Fällen eine bildgebende Diagnostik (Röntgen, Sonographie, MRI oder Computertomographie) unerlässlich. Schmerzhafte Beschwerden der Muskel- und Sehnenansätze zeigen sich auch auf Grund lokaler Überlastung, meist in Zusammenhang mit Leistungs- oder Ausdauersport.

Laborbefunde. Die Diagnose einer Enthesitis assoziierten Arthrits wird zumeist aus dem klinischen Erscheinungsbild gestellt. Laborbefunde dienen in erster Linie zur Abgrenzung gegenüber anderen Erkrankungen, Beurteilung der Krankheitsakrivität und Therapiekontrolle.

Im Gegensatz zu anderen Formen der juvenile idiopathischen Arthritis sind bei der *Enthesitis assoziierten Arthritis* Rheumafaktor (RF) und antinukleäre Antikörper (ANA) im Allgemeinen negativ. In 80–90 % der Patienten findet sich ein positives HLA-B27. Entzündungsbedingt kann eine milde Anämie vorliegen, die Leukozytenwerte sind zumeist normal. Die Blutkörperchensenkungsgeschwindigkeit (BSG) und das C-reaktive Protein (CRP) können erhöht sein und sind ein Parameter für die Aktivität der Enzündung. Bei sehr hohen Werten, wie sie durchaus bei hoher Krankheitsaktivität zu beobachten sind, sollte jedoch auch ein infektiöses Geschehen ausgeschlossen werden.

Therapie

Die Therapie der *Enthesitis assoziierten Arthritis* besteht immer aus einer Kombination von medikamentöser Therapie, Physiotherapie und Ergotherapie.

Nicht-steroidale Antirheumatika reichen bei einem Großteil der Patienten aus. Bei mangelhaftem Ansprechen kommen Basistherapeutika, in erster Linie Sulfasalazin, oder Methotrexat zum Einsatz.

Systemische Glucocorticoide sollten nur kurzfristig als sogenannte „bridging agents" bei gleichzeitigem Beginn einer Basistherapie bis zu deren Wirkungseintritt verwendet werden. Von den sogenannten Biologicals ist bisher nur der TNFα-Blocker Etanercept zur Behandlung der juvenilen idiopathischen Polyarthritis im Kindesalter zugelassen, nicht aber zur Behandlung der Enthesitis assoziierten Arthritis.

Intraartikuläre Cortisongaben sind eine sehr wirksame Therapie, besonders wenn nur einzelne Gelenke betroffen sind. Ebenso ist bei einer Enthesitis die lokale Applikation von Cortison eine sinnvolle Option, allerdings muss dabei strikt beachtet werden, nicht in die Sehne selbst zu injizieren. Enthesitiden sprechen mitunter auch auf lokale Ultraschall- oder Elektrotherapie an.

Einer gezielten Physio- und Ergotherapie kommt auch bei der Enthesitis asoziierten Arthritis eine große Bedeutung zu. Besonderes Augenmerk sollte immer auf die Erhaltung der Beweglichkeit der Wirbelsäule und des lumbosakralen Übergangs gerichtet werden.

II.10 Juvenile Psoriasis Arthritis

Ch. Huemer

Definition und Klassifikation

Die Diagnose der Juvenilen Psoriasis Arthritis (JPsA) ist gesichert, wenn bei einem Patienten vor dem 16. Lebensjahr eine Arthritis und gleichzeitig eine Psoriasis (siehe Abb. 12) bestehen. Allerdings müssen die Haut- und Gelenkssymptome nicht gleichzeitig beginnen, Gelenkssymptome können in vielen Fällen der dermatologischen Symptomatik vorangehen, sodaß das Erkennen einer JPsA oftmals erschwert ist. In der jüngeren Vergangenheit wurden entsprechend diesen klinischen Erfahrungen Diagnosekriterien entwickelt, die als *Vancouver-Kriterien* (1989) und infolge als *ILAR-Kriterien* (1997 und 2004) definiert wurden (siehe Tabelle 6). Das Ziel beider Kriterien-Sets ist die Diagnosestellung einer Juvenilen Psoriasis Arthritis noch vor dem Auftreten psoriasistypischer Hautläsionen zu ermöglichen. Eine retrospektive Analyse von Kindern mit „möglicher JPsA" (definiert nach den *Vancouver-Kriterien)* konnte demonstrieren, dass die Kriterien der definitiven JPsA (meist durch Neuauftreten psoriasiformer Hautläsionen) in etwa der Hälfte der Patienten nach durchschnittlich 2 Jahren erfüllt werden.

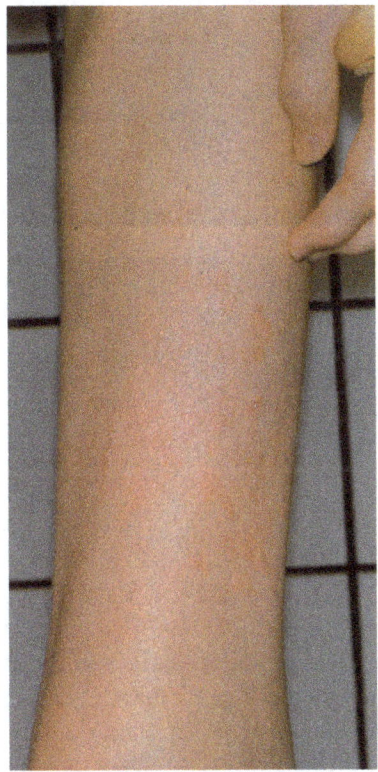

Abb. 12 Quelle: B.M. Ansell, J.G. Schaller, S. Rudge (1991) Color Atlas of Pediatric Rheumatology. 1st ed. C.V. Mosby

Die Klassifikations-Kriterien für JPsA inkludieren die klinischen Zeichen Arthritis, Psoriasis, Daktylitis und Nägeltüpfelung, sowie einer positiven Familienanamnese bezüglich Psoriasis. Arthritis ist definiert als eindeutige Gelenksschwellung oder beeinträchtigte Gelenksbeweglichkeit mit Schmerzen oder Druckdolenz für mindestens 6 Wochen Dauer. Daktylitis kann von der Arthritis differenziert werden wenn die Schwellung an dem betroffenen Finger/Zehe auch über die Gelenksregion hinausreicht – dies im Sinne einer kombinierten Arthritis und Tenosynovitis.

Tabelle 6 Diagnose- und Klassifikationskriterien für die Juvenile Psoriasis Arthritis	
ILAR-Kriterien(1997)[13]	VANCOUVER Kriterien (1989)[19]
Arthritis und Psoriasis, *oder*:	**Definitive Juvenile Psoriasis Arthritis:**
	Arthritis und Psoriasis, *oder*:
Arthritis und mindestens 2 der folgenden Kriterien: ▶ Daktylitis ▶ Nägeltüpfelung oder Onycholysis ▶ Familienanamnese für Psoriasis (Verwandte 1. Grades) ▶ Ausschlusskriterien: ▶ Positiver Rheumafaktor ▶ Vorhandensein einer anderen Form der JIA	Arthritis mit mindestens 3 der folgenden Neben-Kriterien: ▶ Daktylitis ▶ Nägeltüpfelung oder Onycholysis ▶ Familienanamnese für Psoriasis (Verwandte 1. und 2. Grades) ▶ psoriasis-ähnliche Hautläsion **Mögliche Juvenile Psoriasis Arthritis:** Arthritis mit 2 der 4 Nebenkriterien
ILAR, International League of Associations for Rheumatology	

Die Altersverteilung der JPsA weist für den Beginn der Erkrankung ein bimodales Verteilungsmuster auf: ein Altersgipfel besteht – vor allem bei Mädchen – im Vorschulalter, eine weitere Häufung ist um das zehnte Lebensjahr. JPsA tritt nur äußerst selten im ersten Lebensjahr auf. JPsA ist beim weiblichen Geschlecht etwas häufiger zu verzeichnen (Mädchen : Jungen-Ratio beträgt 1.0–1.6).

Klinische Symptome

Innerhalb der ersten 6 Monate manifestiert sich die JPsA meist als Arthritis weniger Gelenke, dies erschwert in vielen Fällen die Abgrenzung der JPsA von der juvenilen idiopathischen Oligoarthritis. Nur in wenigen Fälle manifestiert sich die JPsA als symmetrische Polyarthritis zu Krankheitsbeginn. Bei jüngeren Kindern besteht oftmals eine Synovitis ohne signifikante Schmerzen, erst bei älteren Kindern besteht die doch deutliche Morgensteifigkeit und Schmerzen in den betroffenen Gelenken. Der klinische Verlauf der JPsA führt meist zu einer Zunahme der Zahl betroffener Gelenke – aus einer initialen oligoartikulären Form wird in der überwiegenden Zahl der Patienten eine Polyarthritis.

Tabelle 7 Initiale und kumulative Gelenksbeteiligung bei JPsA-Patienten

| | Southwoodet al.[19] | | Roberton et al.[15] | |
	Initial (%)	Kumulativ (%)	Initial (%)	Kumulativ (%)
Gelenk				
Knie	57	89	65	84
Sprunggelenk	14	63	22	60
PIP Hand	17	60	21	51
Handgelenk	11	23	25	43
MCP Hand	-	-	16	43
MTP Fuß	-	-	11	43
Temporomandibular	0	34	3	40
Subtalar	6	23	6	38
PIP Fuß	-	-	19	37
Hüfte	11	23	8	32
Ellenbogen	0	20	0	30
DIP Hand	-	-	5	27
Halswirbelsäule	3	17	3	25
Schulter	0	9	3	21
DIP Fuß	-	-	5	10
Sternoklavikular	-	-	0	10
Sakroiliakal	0	11	3	5
Acromioklavikular	-	-	0	5
Lendenwirbelsäule	0	9	0	2

Arthritis. Das am häufigsten betroffene Gelenk ist bei JPsA das Kniegelenk, aber es gibt auch eine eindeutige Prädilektion für kleine Gelenke (Metakarpo-/ Metatarso-phalangealgelenke, proximale und distale Interphalangealgelenke) an Händen und Füßen. Das typische Gelenksbefallmuster bei etablierter JP-sA entspricht somit einer asymmetrischen Polyarthritis großer und kleiner Gelenke (siehe Tabelle 7) Die isolierte Schwellung eines einzelnen kleinen Gelenkes, besonders einer einzelnen Zehe ist für JPsA in hohem Maße pathognomonisch (siehe Abb. 13). Das Vorhandensein von Daktylitis impliziert auch das gleichzeitige Vorliegen einer Tendinitis.

Psoriasis. Die typische dermatologische Symptomatik besteht bei Kindern in den gut demarkierten, erythematösen und desquamativen Hautläsionen im Bereich der Streckseiten von Ellenbogen-, Knie- und Interphalangealgelenken. Die klassische Form der Psoriasis besteht in mehr als 80 Prozent der Kinder mit Arthritis und Psoriasis. Bei sehr jungen Patienten kann die dermatologi-

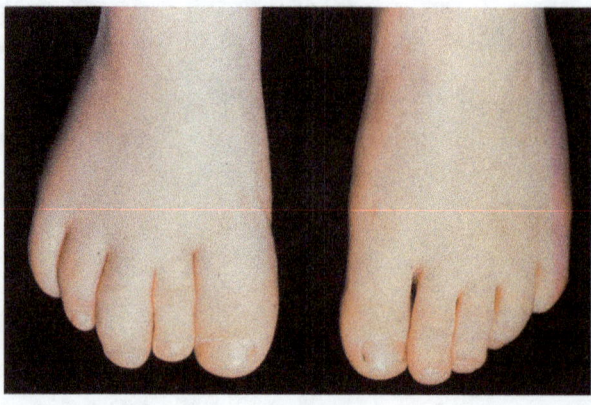

Abb. 13 Quelle: B.M. Ansell, J.G. Schaller, S. Rudge (1991) Color Atlas of Pediatric Rheumatology. 1st ed. C.V. Mosby

sche Symptomatik noch wenig imponieren, die sorgfältige Untersuchung im Bereich des Haaransatzes, retroaurikulär, periumbilikal, inguinal und perineal ermöglicht allerdings in vielen Fällen eine unzweifelhafte Diagnose. In den Beschreibungen erwachsener Patienten mit Psoriatischer Arthritis scheint die dermatologische Symptomatik vorwiegend das primäre Symptom zu sein, bei pädiatrischen Patienten liegt eine Psoriasis in durchschnittlich 50 Prozent der Fälle als Erstsymptom vor. Etwa 25 Prozent der Kinder mit JPsA sine Psoriasis entwickeln innerhalb von 2 Jahren nach Diagnose eine typische Psoriasis.

Eine Reihe von Veränderungen an Finger- und Zehennägeln finden sich bei Psoriasis- zu den häufigsten Zeichen zählt die Nägeltüpfelung (diese findet sich bei etwa einem Drittel der Patienten), ein seltenes Symptom ist die vollständige Onycholysis. Kleinste (0.5–1 mm im Durchmesser), runde Vertiefungen im Bereich der Nägel verbunden mit etwas verminderter Lichtreflexion der sonst glänzenden Nageloberfläche repräsentieren dieses Zeichen der Nägeltüpfelung. In der neu revidierten Fassung der ILAR-Kriterien gilt der gesicherte Nachweis von mindestens 2 solcher Läsionen als ausreichend für das Vorliegen von Nägeltüpfelung. Da gerade im Kindesalter Nägeltüpfelung auch durch Nagelmykosen, unspezifische Ekzeme und mechanische Einflüsse verursacht sein kann ist das Kriterium Nägeltüpfelung nur mit Zurückhaltung und viel Erfahrung anzuwenden.

Diagnose

Das Ziel der neuen *ILAR-Kriterien* zur Definition der juvenilen idiopathischen Arthritiden war die klare und homogene Erfassung der Kinder und Jugendlichen mit den bereits bekannten Formen kindlicher Arthritis und die Neudefinition eines wichtigen Krankheitsbildes im Spektrum der pädiatrisch-

rheumatologischen Erkrankungen Die Diagnose der JPsA wird klinisch gestellt, wenn bei einem pädiatrischen Patienten eine Arthritis und eine Psoriasis vorliegen oder bei fehlenden Hautveränderungen mindestens zwei der
folgenden zusätzlichen Kriterien zu finden sind: a) Daktylitis, b) Nägeltüpfelung oder Onycholysis oder c) positive Familienanamnese für Psoriasis in zumindest einem Familienmitglied ersten Verwandtschaftsgrades. Es gibt für die
JPsA keine pathognomonischen Laborparameter. Die Mehrzahl der Patienten
weist erhöhte Entzündungsparameter (Blutkörperchensenkungsgeschwindigkeit, C-reaktives Protein), die Anämie der chronischen Entzündung, sowie eine Thrombozytose auf. Zu beachten ist allerdings, dass bis zu einem Drittel
der JPsA-Patienten keinerlei erhöhte Entzündungsaktivität aufweisen. Antinukleäre Antikörper finden sich bei ca. 30–60 Prozent der JPsA-Patienten,
Rheumafaktor ist bei JPsA-Patienten nicht nachweisbar.

Die radiologischen Veränderungen bei JPsA sind grundsätzlich den Veränderungen bei chronischer Arthritis vergleichbar. Im frühen Stadium der
Arthritis, insbesondere in den ersten Wochen der Erkrankung, besteht in vielen Fällen nur eine Weichteilschwellung.

Therapie

Die derzeitigen Empfehlungen zur Behandlung der JPsA beruhen auf Stu-
dienergebnissen zur juvenilen idiopathischen Arthritis – leider sind noch
keine kontrollierten Therapiestudien für JPsA verfügbar. Der therapeutische
Ansatz orientiert sich daher ganz wesentlich an den Behandlungskonzepten
zur Therapie der kindlichen Oligoarthritis: früher Einsatz einer kombinierten
Therapie mit nicht-steroidalen Antiphlogistika (Naproxen: 15 mg/kg/Tag aufgeteilt auf 2 Gaben oder Ibuprofen: 30–60 mg/kg/Tag aufgeteilt auf 3–4 Gaben,
Evidenzgrad IIa) und intraartikuläre Steroidpräparate (v. a. Triamcinolon-
Hexazetonid: 1 mg/kg für große Gelenke, 0.5 mg/kg für kleine Gelenke) gelten
auch für alle JPsA-Patienten als Therapie der Wahl zu Beginn der Erkrankung.
Auch andere nicht-steroidale Antiphlogistika wie Piroxicam (0.5 mg/kg/Tag
als Einzeldosis) oder Indomethacin (bis zu 2.5 mg/kg/Tag) werden in der Therapie der JPsA eingesetzt – allerdings gibt es bislang zu diesen Substanzen
keine spezifischen JPsA-Studien (Evidenzgrad III-IV). Auch zu den selektiven
Cyclooxygenase-2-Inhibitoren (z.B. Celecoxib und Rofecoxib) gibt es noch
keine ausreichenden Erfahrungen aus kontrollierten Studien bei JPsA. Sobald ein nur unzureichendes Ansprechen auf die nicht-steroidale antiphlogistische Therapie besteht oder die JPsA einen polyartikulären Verlauf nimmt,
ist der Beginn mit einer Basistherapie (Methotrexat: 10–15 mg/m^2/Woche)
dringend indiziert (Evidenzgrad Ib–IIa). JPsA Patienten scheinen keine deut-

lichen Unterschiede bezüglich des Ansprechens und des Nebenwirkungspro-
fils zu den anderen Formen der juvenilen idiopathischen Arthritis aufzuweisen. Das Ansprechen auf die intraartikuläre Verabreichung von Triamcinolon-
Hexazetonid hat sich ausgezeichnet zur Behandlung der oligoartikulären
Frühformen der JPsA bewährt, scheint aber nicht geeignet für die Behandlung der Daktylitis und Tenosynovitis. Methotrexat hat sich ausgezeichnet für
die Behandlung der Psoriasis-Arthritis und auch der Psoriasis etabliert 18. In
eine Reihe von Studien konnte für die Psoriasis-Arthritis der effektive Einsatz
von Cyclosporin A als Basistherapeutikum gezeigt werden – mit einer dem
MTX vergleichbaren Wirksamkeit. Bei Langzeittherapie zeigte Cyclosporin A
allerdings ein ungünstigeres Nebenwirkungsprofil als Methotrexat.

Basierend auf den Erkenntnissen zur Pathophysiologie und den bei Psoriasis und Psoriasis-Arthritis bereits identifizierten Zytokinen ist seit der Entwicklung der Zytokin-spezifischen Medikamente ein ganz wesentlicher Fortschritt in der Therapie der chronischen Arthritiden im Kindesalter – und
somit auch für die JPsA – zu erwarten. In bislang vorliegenden placebo-
kontrollierten Studien zu Etanercept und Infliximab konnte bei Patienten mit
Psoriasis Arthritis ein signifikanter Effekt in allen klinischen und funktionellen Parametern erzielt werden (Evidenzgrad Ib). Die bislang vorliegenden
Phase-II (IMPACT) und Phase-III (IMPACT 2) – Studien zu Infliximab zeigten
durchaus positive Ergebnisse mit einem Ansprechen von bis zu 87 Prozent
der Patienten mit Psoriasis Arthritis. In einer offenen Studie bei 15 Patienten
mit Psoriasis Arthritis wurde Adalimumab – ein humaner monoklonaler Anti-
TNF-Antikörper – untersucht: in den bislang vorliegenden Einzelergebnissen
mit einem ausgezeichneten Ergebnis von bis zu 75 Prozent Ansprechrate der
Patienten.

Prognose

Im Vergleich zu anderen oligoartikulären Formen der kindlichen Arthritis ist
die Prognose der JPsA ungünstiger einzustufen. In einer Studie mit 63 JPsA-
Patienten, die über mehr als 5 Jahre untersucht wurden, bestanden am Ende
des Untersuchungszeitraumes bei mehr als 70 Prozent der Fälle noch Zeichen
aktiver Arthritis. Die ungünstigste Prognose weisen die JPsA-Patienten mit polyartikulärem Verlauf auf, diese zeigen in einem signifikanten Ausmaß frühe
erosive Veränderungen und bleibende funktionelle Beeinträchtigung. Todes-
fälle bei JPsA in Folge einer Amyloidose wurden beschrieben sind allerdings
sehr selten. Die Auswirkungen von Methotrexat und der zytokinspezifischen
Medikamente auf die Prognose der JPsA sind noch unzureichend untersucht.

II.11 Kindlicher Uveitis

H. Schacherl

Einleitung

Uveitiden treten im Kindesalter am häufigsten im Rahmen von rheumatischen Erkrankungen auf. Bereits 1910 wurde in Deutschland eine chron. Uveitis bei einem Mädchen mit Arthritis beschrieben. Von besonderer Bedeutung ist die chron. Uveitis anterior, auch als chron. Iridocyclitis bezeichnet, die bei juveniler idiopathischer Oligoarthritis, seroneg. Polyarthritis, Psoriasisarthritis oder bei juveniler Sarkoidose auftritt und auch aufgrund ihrer Symptomarmut zu Beginn von visuseinschränkenden Komplikationen bis hin zur Erblindung bedroht ist.

Die akut verlaufende Iridocyclitis, die bei der Enthesitis-assoziierten Arthritis, der juv. Spondarthritis oder auch beim Reiter-Syndrom auftritt und symptomatisch beginnt, verläuft im allgemeinen günstiger.

Definition und Einteilung

Uveitiden sind Entzündungen der Uvea (Iris, Ziliarkörper, Aderhaut), der mittleren Augenschicht, wobei die Iridocyclitis zunächst nur die Iris und den Ziliarkörper betrifft.

Nach der Lokalisation des Entzündungsschwerpunktes unterscheiden wir die **Uveitis anterior,** Iris, anterioren Anteil des Ziliarkörpers (pars plicata) betreffend, **die Uveitis intermedia** den posterioren Anteil des Ziliarkörpers (pars plana) und die angrenzende periphere Retina betreffend und die **Uveitis pos-**

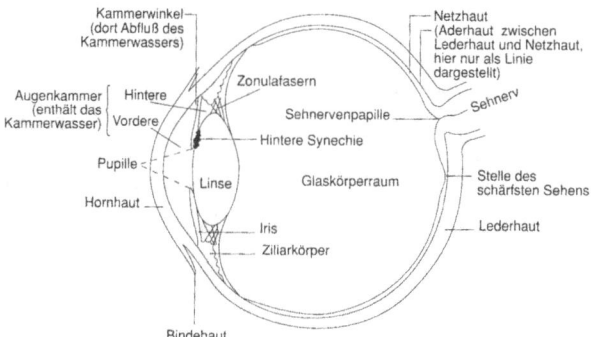

Abb. 14

terior, Chorioidea und Retina betreffend. Sind alle Augenabschnitte betroffen spricht man von einer **Panuveitis.**

Weiters differenziert man zwischen **akuter** und **chronischer** Iridocyclitis, wobei man unter akut **symptomatische** und unter chronisch symptomarme bis **asymptomatische** Formen versteht.

Akute Iridocyclitiden beginnen plötzlich und dauern meist nur wenige Wochen. Chronische Iridocyclitiden haben einen unbemerkt schleichenden Beginn und verlaufen ohne Therapie über Monate.

Eine weitere wichtige Differenzierung rheumatischer Iridocyclitiden geschieht durch die Zuordnung zu den verschiedenen rheumatischen Grunderkrankungen (siehe Tabelle 8).

Epidemiologie

Die Art und Häufigkeit der Iridocyclitis bei JIA hängt von der Subgruppe ab.

Am häufigsten wird sie bei Patienten mit einer frühkindlichen Oligoarthritis gesehen. Je nach Risikofaktoren (ANA-positiv) entwickeln 20–30 % dieser Kinder eine chronische Iridocyclitis. Meist tritt die Augenentzündung innerhalb der ersten 2–3 Jahre auf, gelegentlich erst nach 5 Jahren. In 5–10 % kann sich die Iridocyclitis vor der Arthritis manifestieren. Arthritis und Iridocyclitis verlaufen oft nicht parallel, eine Iridocyclitis kann durchaus auch auftreten, wenn sich die Arthritis in Remission befindet.

Etwa 5 % der Kinder mit RF negativer Polyarthritis entwickeln eine Iridocyclitis.

Bei der Enthesitis-assoziierten Arthritis erkranken 5–10 % der Kinder an einer akuten Form der Uveitis.

Patienten mit systemischem Verlauf oder RF positiver Polyarthritis weisen praktisch keine Uveitiden auf.

Ätiologie und Pathogenese

Die Pathogenese der chron. Uveitis und die Assoziation zur juvenilen ideopathischen Arthritis sind nicht bekannt. Eine genetische Prädisposition scheint wahrscheinlich.

Kinder mit Oligoarthritis und chron. Iridocyclitis weisen oft HLA-DR5, HLA-DR11, A2-Allele auf, ebenso fand man heraus, dass bei Kindern mit Oligoarthritis und HLA-DR1 Allel praktisch nie eine Uveitis auftrat.

Tabelle 8 Iridocyclitiden und ihre Charakteristika bei verschiedenen rheumatischen Erkrankungen im Kindesalter

Erkrankung	Häufigkeit in %	Lokalisation	Typ chron./akut	ANA	Risiko u. Folgeschäden	Prophylakt. Spaltlampenkontrollen
JIA RF neg. Polyarthritis	5	anterior	chron.	+	++	6 Monate
JIA RF pos. Polyarthritis	0	0	0	0	0	jährlich
JIA syst. Form	0	0	0	y 0	0	jährlich
JIA Oligoarthritis	20–30	anterior	chron.	+++	+++ hoch	4–6–12 Wochen
JIA Psoriasisarthritis	15–20	anterior intermediar	chron.	++	++	3 Monate Kleinkind 6 Monate Schulkind
JIA Entheitis assoz. Arthritis juv. Spondarthritis	10–15 10–15	anterior anterior	akut akut	0 0	(+) (+)	6 Monate 6 Monate
reakt. Arthritiden inkl. Reiter-Syndrom	10	anterior	akut	0	(+)	bei Symptomen
Infantile Sarkoidose	50–80	anterior intermediar posterior	chron.	+	+++ hoch	6–12 Wochen
Morbus Behcet	50	anterior intermediar posterior	akut	(+)	+++ hoch	6 Wochen
CINCA Syndrom	50	anterior intermediar posterior	chron.	(+)	+	6–12 Wochen

Als Risikofaktoren für die Manifestation einer chron. Iridocyclitis bei JIA gilt das weibliche Geschlecht, ein früher Krankheitsbeginn, ein oligoarthritischer Beginn, ANA und die schon erwähnten HLA-Allele.

Klinik

Symptome, wie konjunktivale Rötung, Schmerz, Lichtempfindlichkeit und Tränenfluss finden sich nur bei der akuten Iridocyclitis, die bei der Enthesitis-assoziierten Arthritis, der juvenilen Spondarthritis und bei reaktiven Arthritiden und Reiter-Syndrom auftritt. Dabei beginnt die Entzündung in der Regel einseitig, kann aber mit zunehmenden Schüben auf das kontralaterale Auge übergehen.

Dagegen verläuft die chron. Iridocyclitis, wie schon erwähnt, symptomlos bis symptomarm und wird deshalb ohne regelmäßige prophylaktische Spaltlampenuntersuchungen erst beim Auftreten von Folgekomplikationen diagnostiziert. Gelegentlich geben die Kinder ein diskretes Schleiersehen an, manchmal ist eine minimale Rötung erkennbar. Die chron. Iridocyclitis verläuft bei 70–80 % der Kinder bilateral, kann aber unilateral beginnen.

Als frühe Uveitiszeichen bei der Spaltlampenuntersuchung findet man Entzündungszellen und erhöhte Proteinkonzentrationen im Kammerwasser (Trübung). Präzipitate folgen später.

Folgekomplikationen beginnen in der Regel mit Adhäsionen zwischen Iris und Vorderfläche der Linse, sogenannten **hinteren Synechien**. Haben sich ausgedehnte Synechien gebildet, verliert die Pupille ihre runde Form, es entsteht die sogenannte „Kleeblattiris".

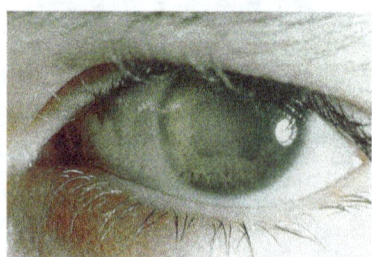

Abb. 15

Gelingt es nicht, den Entzündungsprozess zu stoppen, können zusätzlich Trübungen von Hornhaut und Linse auftreten, eine **Bandkeratopathie** oder ein **Katarakt**.

Schwellungen und Ablagerungen von Entzündungspartikeln in der vorderen Augenkammer können den Abfluss des Kammerwassers einengen und somit zu erhöhtem Augendruck, einem **Glaukom** führen.

In seltenen Fällen kann der Ziliarkörper so geschädigt werden, dass nur mehr begrenzt Kammerwasser produziert wird, mit der Folge einer **Phthisis bulbi.**

Die gefürchteten Visuseinschränkungen bis hin zur Erblindung entstehen entweder durch Trübung der brechenden Medien in Folge einer Beteiligung der hinteren Abschnitte oder einer schweren Schädigung im Sinne einer Phtisis bulbi.

Diagnose

Eine akute Iridocyclitis kann aufgrund der klinischen Symptomatik diagnostiziert und mit Hilfe der augenärztlichen Spaltlampenuntersuchung bestätigt werden.

Visusbestimmung, Augendruckmessung, Fundusbeurteilung ergänzen die Grunddiagnostik je nach Situation.

Chronische Iridocyclitiden entziehen sich wegen ihrer fehlenden klinischen Symptome der Frühdiagnose und werden ohne routinemäßige Spaltlampenuntersuchung oft erst durch Manifestation symptomverursachender Folgekomplikationen erkannt.

Aus diesem Grund sind prophylaktische Spaltlampenuntersuchungen in bestimmten zeitlichen Abständen je nach Risikoabschätzung der jeweiligen Grundkrankheit unerlässlich (siehe Tabelle 8).

Differenzialdiagnose

Uveitis und Arthritis treten bei einer Reihe von Krankheitsbildern gemeinsam auf und können somit die DD von rheumatischen Erkrankungen eingrenzen oder zu wichtigen differenzialdiagnostischen Überlegungen Anlass geben.

So ist zum Beispiel die systemische Form der JIA kaum von einer chron. Iridocyclitis begleitet, sodass das Auftreten einer Uveitis in diesem Zusammenhang, speziell wenn es sich um eine intermediäre oder posteriore Uveitis handelt, die Diagnose einer juvenilen Sarkoidose wahrscheinlich macht.

Ebenso muss differenzialdiagnostisch an einen Morbus Behcet gedacht werden.

Eine chron. Iridocyclitis tritt ebenfalls mit großer Häufigkeit bei CINCA (chronic infantile neurologic cutaneus and articular) Syndrom auf und kann den gesamten Uveaabschnitt betreffen.

Auch bei chron. entzündlichen Darmerkrankungen (z. B. Morbus Crohn), häufiger bei Knaben, werden Iridocyclitiden beobachtet.

Eine Uveitis kann auch bei Kindern ohne Gelenkssymptomatik auftreten und stellt dann ein eigenes Krankheitsbild dar.

Eine Entzündung des vorderen Uveaabschnittes findet man beim Kawasaki-Syndrom.

Bei akuter Iridocyclitis sind verschiedene HLA-B27 assoziierte Erkrankungen von einander abzugrenzen.

Schließlich sollten anfangs auch infektiöse Ursachen wie Tuberkulose oder Virusinfektionen ausgeschlossen werden.

Ergänzend seien noch das Blau-Syndrom (Trias: chron. Iridocyclitis, Arthritis, Camptodaktylie) und das TINU (Tubulo-Interstitielle Nephritis Uveitis) Syndrom zu nennen.

Therapie

Die Behandlung der chron. Uveitis gehört in die Hand des mit diesem Krankheitsbild erfahrenen Augenarztes in Kooperation mit dem Kinderrheumatologen.

Die initiale Komponente der Lokalbehandlung stellen Kortikosteroide als Augentropfen oder Augensalbe dar (Dexamethason oder Methylprednisolon).

Je nach Stärke des Entzündungsprozesses können bis zu stündliche Applikationen erforderlich sein. Zusätzlich kann das Auge mit einem kurz wirksamen Mydriatikum weitgestellt werden um hintere Synechien zu verhindern.

Nicht steroidale Antirheumatika systemisch verabreicht scheinen einen günstigen Effekt zu haben.

Bei fehlendem Ansprechen oder sehr heftiger Entzündung und Synechierungsneigung ist eine systemische Cortisontherapie indiziert, wobei eine Cortisonpulstherapie (20–30 mg/kgKG an 3 aufeinanderfolgenden Tagen) einer längerfristigen, oralen Cortisontherapie vorzuziehen ist.

Bei trotz intensiver Lokalbehandlung protrahierten, komplikationsbedrohten Verläufen sollte eine immunsuppressive Therapie mit MTX, Azathioprin oder Cyclosporin A begonnen werden.

Sind mittlere oder hintere Augenabschnitte betroffen, die durch die Lokaltherapie nicht ausreichend erreicht werden, ist immer eine systemische Therapie erforderlich.

Biologicals wie Etanercept haben bei therapieresistenten Verläufen bisher keinen gesicherten Effekt gezeigt.

Sind bereits visusmindernde Iridocyclitisfolgen aufgetreten, stehen noch operative Maßnahmen zur Verfügung, z. B. eine Lentektomie bei Katarakt mit oder ohne Kunstlinsenimplantation, operative Entfernung von Kalkablagerungen in der Hornhaut oder auch eine operative Glaukombehandlung.

Prognose

Auch nach derzeitigem Wissensstand ist die Langzeitprognose der chron. Iridocyclitis hinsichtlich des Visus nicht zufriedenstellend. Visusverlust entsteht aufgrund von Uveitiskomplikationen, nicht zu vergessen sei aber auch die Amblyopiegefahr im Kleinkindalter bei einseitigem Visusverlust, z. B. bei Katarakt.

Wesentlich für eine gute Prognose ist die Diagnosestellung vor Manifestation irreversibler Folgeschäden und die Frühtherapie.

Dem kinderrheumatologisch tätigen Arzt obliegt die wichtige Aufgabe, Patienten mit Iridocyclitisrisiko frühzeitig zu erkennen und die erforderliche Diagnostik, eine Spaltlampenuntersuchung zu veranlassen, sowie, je nach Risiko die Kontrollen in 4–6-wöchigen bis 6-monatigen Abständen sicherzustellen (siehe auch Tabelle 8).

Die Prognose bei Kindern, bei denen die chron. Uveitis vor einer Gelenksmanifestation auftritt, ist nach wie vor schlecht, da diese Patienten aufgrund fehlender Symptomatik erst durch das Auftreten von Folgekomplikationen einer adäquaten Diagnostik und Therapie zugeführt werden können.

II.12 Rehabilitation bei JIA: Physiotherapie und Ergotherapie

Ch. Huemer

Ziele der Rehabilitation

Das primäre Ziel ist das Wiedererreichen einer normalen, oder der bestmöglichen Gelenksfunktion. Regelmäßige therapeutische Übungen der betroffenen Gelenke und Trainingsübungen für allgemeine Mobilität sind obligat. Schienenversorgung, Schuheinlagen, die Verwendung von Gehhilfen, sowie Unterweisung in gelenksschützenden Maßnahmen sind unverzichtbare unterstützende Maßnahmen in der Rehabilitation. In Abhängigkeit vom Alter des betroffenen Kindes bekommen Aspekte der sozialen Adaptation eine ganz wesentliche Bedeutung für den Aufbau eines erfolgreichen Rehabilitationsprogrammes: die rasche Reintegration in den Schulalltag und auf die individuellen Bedürfnisse abgestimmte Freizeit- und Sportaktivitäten sind unverzichtbar.

Je älter das Kind ist, desto wichtiger ist es, das Rehabilitationsprogramm so zu gestalten, dass die Selbstverantwortlichkeit des Kindes und sein Drang zur Unabhängigkeit angesprochen werden. Für Kinder jeden Alters ist die Integration der Eltern in das Rehabilitationsprogramm wichtig. Diese müssen Einsicht in die Pathologie der Erkrankung und in das Konzept der Therapie bekommen, sowie praktische Unterweisungen für das Durchführen von Bewegungstherapie zuhause erhalten. Ältere Kinder sollten im theoretischen Erziehungsprogramm möglichst integriert werden. Dieses Konzept der Einbindung der Eltern und jugendlichen Patienten in das Rehabilitationsprogramm trägt ganz wesentlich zur besseren Compliance und zum Therapieerfolg bei.

Schließlich sollte jedes Rehabilitationskonzept auch die begleitende Betreuung durch geschulte Psychologen und Sozialarbeiter ermöglichen – also Angebot für den Patienten und dessen Familie.

Alle diese Aufgaben einer Rehabilitation erfordern den Einsatz eines Teams von hochspezialisierten und mit der Erkrankung vertrauten Therapeuten. Der pädiatrische Rheumatologe koordiniert dabei die medikamentöse Therapie und die jeweiligen Verantwortlichkeiten innerhalb des Teams von Physiotherapeuten, Ergotherapeuten, Sozialarbeitern und Psychologen.

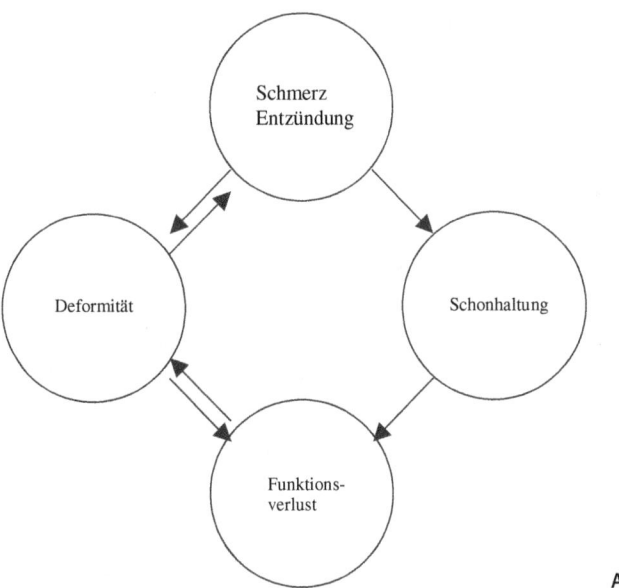

Abb. 16

Physiotherapie

Regelmäßige Physiotherapie ist für alle Kinder mit chronischer Arthritis unverzichtbar und sollte idealerweise schon vor Auftreten signifikanter funktioneller Beeinträchtigungen sowie Gelenksdeformitäten angewandt werden.

Durch die Arthritis wird eine Sequenz von Problemen ausgelöst, die sich an jedem einzelnen entzündeten Gelenk abspielt. Ein Kreislauf von Interaktionen zwischen schmerzbedingter Schonhaltung, Fortschreiten der Gelenksdeformität, sowie verstärkten Schmerzen führt zu einem progredienten funktionellen Verlust im täglichen Leben (s. Abb. 16)

Entwicklung von Gelenksdeformitäten

Schmerz als Leitsymptom spielt bei Kindern mit chronischer Arthritis eine untergeordnete Rolle, die eindrücklichste Schmerzexpression ist die Schonhaltung des betroffenen Gelenkes.

Die Arthritis triggert eine signifikante Nozizeption, die zu verschiedenen Ebenen des ZNS weitergeleitet wird. Die Schmerzantwort resultiert in einem reflektorischen Wechsel der muskulären Balance. Jene Muskeln, die das Gelenk in eine entlastende Position ziehen, werden hyperton und verkürzt. Die Antagonisten der betreffenden Muskelgruppen werden geschwächt und dystroph – es entsteht eine Malposition des betroffenen Gelenkes mit signifikant beeinträchtigter Gelenksmobilität. Im Initialstadium der Arthritis kann diese schmerzvermeidende Malposition noch passiv korrigiert werden, dies erfordert allerdings ein äußerst behutsames Vorgehen um die Schmerztoleranz des Kindes nicht zu überfordern. Durch konstante Wiederholung abnormaler Bewegungsabläufe wird die Integration pathologischer Bewegungsmuster beim Kind verstärkt, sodass Gelenksdeviationen zu späteren Zeitpunkten der Arthritis nicht mehr passiv korrigierbar sind.

Neben der entscheidenden Rolle des Nervensystems können auch lokale Effekte der Entzündung des Gelenkes die Entwicklung von abweichenden Bewegungsmustern und Deformitäten entscheidend beeinflussen. Eine Lockerung der Gelenkskapseln und des Bandapparates, sowie destruierende Läsionen im Bereich der Knorpel- und Knochenstrukturen begünstigen Gelenksdeviationen und -subluxationen.

Auch zu den entzündeten Gelenken benachbarte Gelenke werden rasch in die pathologischen Bewegungsmuster involviert. Sekundäre Gelenksdeviationen auch nicht betroffener Gelenke können so entstehen. Bei den polyartikulären Verlaufsformen ist es wesentlich in der funktionellen Beurteilung der Kinder primäre und sekundäre Gelenkspathologien zu differenzieren.

Funktionelle Beurteilung

Vor Beginn der intensiven Physiotherapie ist eine ausführliche Befunderhebung notwendig. Jedes Gelenk muss bezüglich pathologischer Befunde palpiert, inspiziert und in seiner Funktion begutachtet werden. In Gelenken, die durch einen Bandapparat stabilisiert werden, wie Hände, Kniegelenke und Sprunggelenke ist es besonders wichtig die aktive und passive Beweglichkeit differenziert zu begutachten. Durch meist reflektorische Minderbelastung jener Muskelgruppen, die das Gelenk in für das Kind schmerzhafte Positionen bringen könnten, entsteht meist frühzeitig ein signifikanter Verlust der aktiven Beweglichkeit während die passive Beweglichkeit noch lange erhalten bleiben kann. Wesentlich ist im Rahmen der Untersuchung der unteren Extremitäten auch die exakte Untersuchung beim Stehen, sowie eine Ganganalyse durchzuführen.

Prinzipien der Physiotherapie

Das Behandlungskonzept sieht folgende Therapieschritte vor, die entsprechend dem muskuloskeletalen Ausgangsstatus zu planen sind:

▶ Muskelentspannung, Schmerzlinderung (Passiv-assistives Durchbewegen, Physikalisch-medizinische Unterstützung) (Abb. 17)
▶ Verbesserung der Beweglichkeit (Dehnung hyperton-verkürzter Strukturen, Aktivierung hypotoner Muskeln)
▶ Reintegration physiologischer Bewegungsmuster

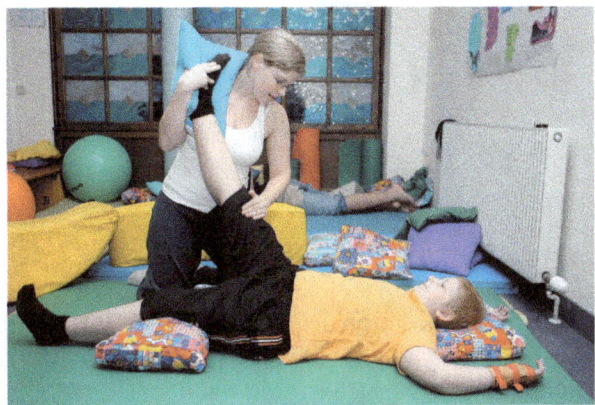

Abb. 17
(Foto: ÖJRK/Anna Stöcher)

a) Muskelentspannung, Schmerzlinderung: Der erste Schritt der Physiotherapie eines akut entzündeten Gelenkes besteht in passiv-assistivem Durchbewegen eines maximal entlasteten Gelenkes. Langsame und regelmäßige Bewegungen innerhalb des schmerzfreien Bewegungsspielraumes unterstützen die Entspannung der hypertonen Muskulatur und die weitere Schmerzreduktion. Zusätzlich reduzieren Kältepackungen (Kryotherapie) die Entzündungsaktivität sowie die Schmerzintensität.

b) Verbesserung der Beweglichkeit: Im nächsten Schritt der Rehabilitation folgen Therapieschritte zur Entspannung der hypertonen Muskulatur um physiologische Bewegungsmuster wieder zu gewinnen. Dehnungsübungen werden in der bestmöglichen korrigierten Position durchgeführt, wobei durchwegs gelenksschützend vorgegangen wird. Nach der manuellen Behandlung kann die Anpassung von Schienen überlegt werden um die betroffene Extremität in der korrekten Position zu stabilisieren. Sobald wieder eine adäquate passive Beweglichkeit in den betroffenen Gelenken erzielt wurde, kann mit aktivierenden Übungen für die hypotone Muskulatur begonnen werden (Abb. 18).

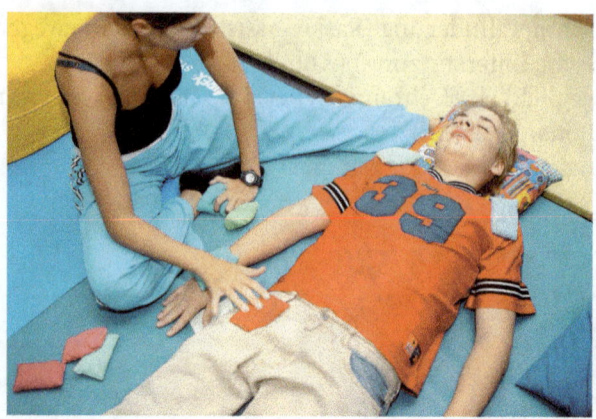

Abb. 18
(Foto: ÖJRK/Anna Stöcher)

Prinzipien der Ergotherapie

Die Ergotherapie nimmt bei der Rehabilitation der chronischen Arthritis eine wichtige Position ein. Ihre hauptsächliche Aufgabe besteht darin das Kind in Maßnahmen des Gelenksschutzes zu unterweisen und bei der Reintegration in den Alltag zu unterstützen.

Gelenksschutz beinhaltet folgende Maßnahmen:

▶ Unterstützung der physiologischen Haltung betroffener Extremitäten um Stress und Deviationen vorzubeugen

▶ Einsatz möglichst vieler Gelenke anstatt übermäßige Belastung einzelner Gelenke

▶ Transfer von physikalischen Kräften von kleinen auf große Gelenke oder von betroffenen auf nicht-betroffene Gelenke

▶ Vermeidung prolongierter Belastungssituationen

▶ Planung von Erholungsphasen

Der beste Weg diese Therapieprinzipien im Alltagsverhalten des Kindes zu integrieren ist „learning by doing". Der Ergotherapeut beobachtet das Kind bei Tätigkeiten wie Schreiben, Malen und Spielen, beobachtet dessen Bewegungsmuster und korrigiert diese in Richtung auf gelenksschonende Abläufe.

Der Ergotherapeut ist auch verantwortlich, bei Kindern mit schweren Beeinträchtigungen das bestmögliche Ausmaß an Selbstversorgung im Alltag zu unterstützen (Ankleiden, Waschen, Zähneputzen, Essen, Toilette etc.) (Abb. 19). Die bevorzugte Strategie ist hierbei dem Kind möglichst alternative Techniken zu zeigen um eine Aufgabe zu bewältigen, ohne jedoch zusätzliche Hilfsmittel in Anspruch nehmen zu müssen. Vor allem ältere Kinder und Jugendliche sind sehr darauf bedacht zusammen mit Gleichaltrigen nicht aufzufallen, sodass Hilfsmittel oder -geräte selten akzeptiert werden.

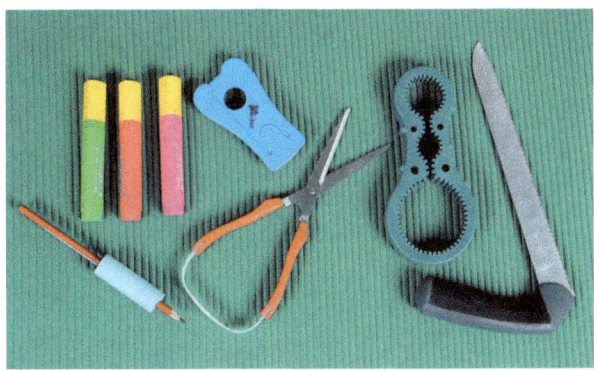

Abb. 19
(Foto: ÖJRK/Anna Stöcher)

Zusätzliche Hilfsmittel

Schienenversorgung. Da Physiotherapie nur für einen sehr begrenzten Zeitraum angewandt werden kann ist Schienenversorgung eine dringliche zusätzliche Maßnahme der Rehabilitation. Arbeitsschienen für die Handgelenke (Abb. 20) unterscheiden sich hierbei grundsätzlich von Lagerungsschienen für Finger- Ellenbogen- oder Kniegelenke. Die Handgelenksschienen sind wichtig um die Hand in einer Neutralposition zu halten und während manueller Tätigkeiten (Schreiben, Malen, Handarbeit) (Abb. 21 und 22) zu stabilisieren. Da durch jede aktive Betätigung der Hände grundsätzlich deren Deviation verstärkt wird sollten Handschienen für die Handgelenke tagsüber getragen werden (Arbeitsschienen).

Lagerungsschienen sind ebenfalls als unterstützende Maßnahme für Fingerdeformitäten sinnvoll. Eine Schienung einzelner Finger ist indiziert um

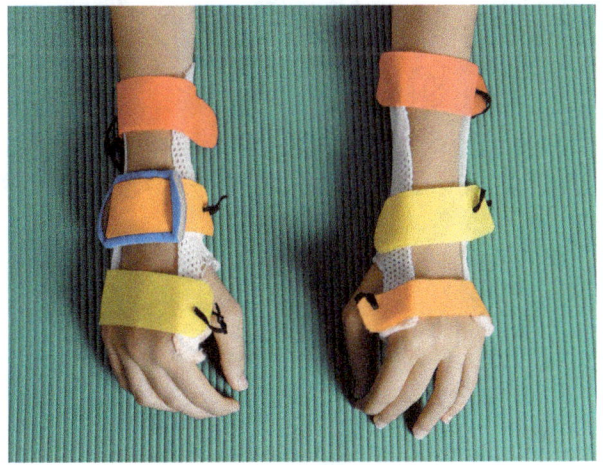

Abb. 20
(Foto: ÖJRK/Anna Stöcher)

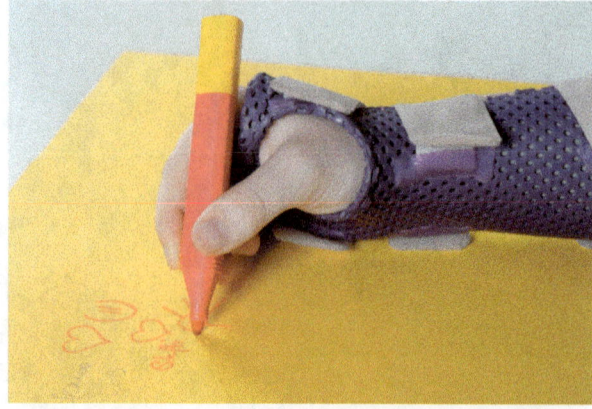

Abb. 21

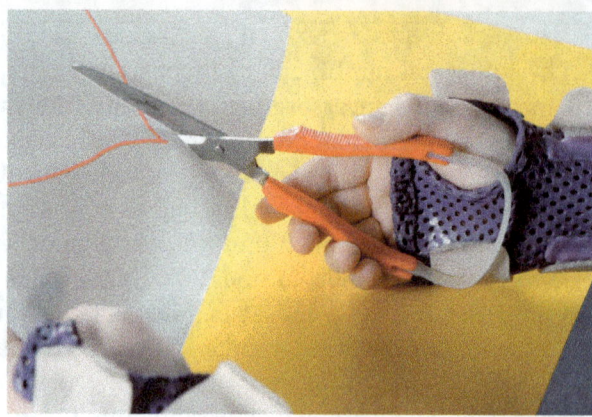

Abb. 22
(Fotos: ÖJRK/Anna Stöcher)

diese in die bestmögliche Position zu korrigieren. Am besten sollten diese Schienen nachts getragen werden wobei bei bilateraler Beeinträchtigung die Schienen alternierend eingesetzt werden.

III   Reaktive und parainfektiöse Arthritiden

W. Kaulfersch

Definition

Eine reaktive Arthritis ist eine *postinfektiöse Gelenkserkrankung*. Diese Sonderform der Gelenksentzündung tritt, wie es der Begriff ausdrücken möchte, als *„Reaktion"* auf eine vorangegangene Infektion *ausserhalb* der Gelenke auf. Nach einer initialen bakteriellen (seltener viralen) Infektion, meist des Gastrointestinal – oder des Urogenitaltraktes, kommt es 2–4 Wochen später zu einer asymmetrischen Gelenksentzündung der unteren Extremitäten. Ein direkter Nachweis der Bakterien im Gelenk (wie etwa bei der septischen Arthritis) gelingt dabei aber nicht. Pathogenetisch scheint es sich um eine mit dem HLA-B27 Molekül assoziierte immunologische Folgereaktion zu handeln. Kinder mit dem genetischen Marker HLA-B27 erkranken 10 bis 20 Mal häufiger an einer reaktiven Arthritis als die übrige Bevölkerung.

Die reaktiven Arthritiden machen ca. 5 bis 10 % aller Gelenksentzündungen im Kindes- und Jugendalter aus. Am häufigsten erkranken daran Kinder zwischen dem 8. und 12. Lebensjahr. Die Inzidenz der Erkrankung liegt bei 250–300 Fällen pro 100.000. Reaktive Arthritiden verlaufen meist akut und selbstlimitierend. Im Unterschied zur JIA heilen sie durchschnittlich nach 3 Wochen ab. Aber auch Verläufe über mehrere Monate, in seltenen Fällen auch über Jahre sind bekannt.

Klassifikation

In Ermangelung einer allgemein gültigen Einteilung und Klassifizierung der postinfektiösen, reaktiven Arthritiden, ist die Differentialdiagnose zu anderen Gelenkserkrankungen auch weiterhin eine medizinische Herausforderung. Rechnen einige Autoren heute auch die Coxitis fugax (transiente Synovitis der Hüfte), die Borrelien-assoziierte Arthritis (Lyme-Arthritis), die Poststreptokokken-Arthritis und das rheumatische Fieber zur Gruppe der postinfektiösen Arthritiden, so werden diese andererseits nach den Berliner Diagnosekriterien (Third International Workshop on Reactive Arthritis, Berlin 1995 (Tabelle 9) nicht dazugezählt. Man kann die reaktiven postinfektiösen Arthritiden auch nach ihrer Ätiologie einteilen, je nachdem ob sie nach bakteriellen Infektionen mit oder ohne HLA-B27 Assoziation (Tabelle 10), viralen Infektionen, Impfungen oder nach Parasiten- und Pilzinfektionen aufgetreten

Tabelle 9 Berliner diagnostische Kriterien der Reaktiven Arthritis
Typische Periphere Arthritis Hauptsächlich untere Extremität, asymmetrische Oligoarthritis
Evidenz einer vorangegangenen Infektion Diarrhoe oder Urethritis innerhalb der 4 vorangegangen Wochen. Laborbestätigung wünschenswert aber nicht essentiell.
Ausschlusskriterien Andere bekannte Ursachen einer Monoarthritis oder Oligoarthritis (z. B. anderweitig definierte Spondyloarthritis, septische Arthritis, Lyme-Arthritis, Streptokokken reaktive Arthritis) sollten ausgeschlossen werden

Tabelle 10 Bakterielle Auslöser einer reaktiven Arthritis

HLA-B27 Assoziation	
bewiesen	nicht bewiesen
Campylobacter Chlamydien Salmonellen Shigellen Yersinien	Borrelien Mycobakterien Neisserien Staphylokokken Streptokokken Ureaplasmen

sind. Allen Nomenklaturen gemeinsam ist zumindest die sterile Gelenksentzündung im Anschluss an eine gelenksferne Infektion, die auch asymptomatisch verlaufen kann.

Pathogenese

Die Mehrzahl der reaktiven Arthritiden werden nach enteralen und urogenitalen, zum Teil aber auch nach pharyngealen, kutanen und respiratorischen Infektionen beobachtet (siehe Tabelle 11). Viele akute transiente Arthritiden sind wahrscheinlich auch auf virale Infektionen und Impfungen zurückzuführen. So ist zum Beispiel eine Rötelninfektion ebenso wie die Rötelnimpfung eine mögliche Ursache von Arthralgien und Arthritiden im Jugendalter. Auch nach einer Parvovirus B19 Infektion kommt es bei Jugendlichen und jungen Erwachsenen immer wieder zu Arthritiden, nicht so jedoch bei Kleinkindern.

Tabelle 11 Erregerspektrum der postinfektiösen reaktiven Arthritis

Eintrittspforte	Erreger	HLA-B27 Assoziation (+/-)
Enteral	Yersinia enterocolitica und pseudotuberkulosis	+
	Salmonella typhimurium, enteritidis, choleraesius	+
	Shigella flexneri, dysenteriae und sonnei	+
	Campylobacter jejuni und coli	+
	Clostridium difficile	+
	Hafnia alvei	–
	Brucella abortus	–
Urogenital	Chlamydia trachomatis	+
	Ureaplasma urealyticum	–
	Mycoplasma genitalium und hominis	–
	Neisseria gonorrhoeae	–
Pharyngeal	Streptocokken spp.	–
Respiratorisch	Chlamydia pneumoniae	+
	Streptococcus pyogenes	–
	Mycoplasma pneumoniae	–
Kutan	Borrelia burgdorferi	–
	Staphylococcus aureus	–
Sonstige	Hepatitis B und C, Coxsackie, Röteln, Masern, Mumps, Varicellen, Parvo B19, EBV, HHV6, CMV, HIV, Adenovirus, Enteroviren, Echoviren, Blastocystis hominis, Vibrio haemolyticus, Cryptosporidien, Echinokokken, Lamblien, Schistosomen, Strongyloides, Taenien, Toxoplasmen, Trichinen, Trypanosomen	–
Postvakzinal	Masern-Mumps-Röteln Impfung	–
	Hepatitis-B Impfung	
	Influenzaimpfung	

Eine Arthritis kann auch nach Varicellen auftreten. Bei Varicellen muss man differentialdiagnostisch aber auch an eine septische Arthritis denken, da es durch Hautdefekte zum Eindringen von Bakterien mit nachvolgender hämatogener Aussaat kommen kann.

Drei verschiedene Immunmechanismen scheinen im Rahmen solcher Infektionen für die Entstehung einer reaktiven Arthritis von pathogentischer Bedeutung zu sein.

a) **HLA-B27 Assoziation:** Das gehäufte Auftreten von *HLA-B27* in 50–80 % aller reaktiven Arthritiden scheint nicht nur eine Koinzidenz zu sein. Aufgrund seiner dreidimensionalen Molekülstruktur im hypervariablen Segment des Antigen bindenden Fragments (Fab-Fragment) ist das HLA-B27 Molekül für eine ganz spezifische Immunpräsentation verantwortlich. Nur bestimmte Bakterienantigene, wie auch einige zelleigene Antigene können eine HLA-B27 spezifische Immunantwort auslösen. Zumindest für einen Teil der Bakterien ist heute die HLA-B27 assoziierte Pathogenese etabliert (Tabelle 11). Die exakten Mechanismen sowie die Rolle des HLA-B27 Moleküls in der Krankheitsentstehung sind aber dennoch weiterhin unklar.

b) **Antigene im Gelenk:** Weiters findet man bei Patienten mit reaktiver Arthritis eine höhere Antigenkonzentration in der Synovialis und der Synovialflüssigkeit betroffener Gelenke als in deren Blut. Obwohl es bisher nicht gelang Bakterien direkt aus dem Gelenkspunktat kulturell anzuzüchten konnten mit molekularbiologischen Nachweismethoden Lipopolysaccharide (LPS) und Nukleinsäuren von Bakterien wie Yersinien, Salmonellen und Chlamydien aus den betroffenen Gelenken isoliert werden. Auch ohne HLA-B27 Assoziation, wie z. B. bei viralen Infektionen oder nach Impfungen, könnte es aufgrund dieser Antigenstreuung in die betroffenen Gelenke zu lokalen, spezifischen Immunreaktionen kommen. Gegen diese Antigene gerichtete T-Zellen, sowie ein verzögerter Abtransport dieser Antigene und der entzündungsvermittelnden Substanzen aus dem bradytrophen Gewebe verstärken die Persitenz der Entzündung im betroffenen Gelenk.

c) **Molekulares Mimikry:** Diese Hypothese geht davon aus, dass die Aminosäurensequenzen krankheitsassoziierter bakterieller Antigene Homologien zu gelenkseigenen Antigenen aufweisen, und so vom Immunsystem nicht mehr unterschieden werden können. Dieses greift somit nicht nur die primären Infektionserreger, sondern in der Folge auch gesunde, körpereigene Zellen an. Da wegen der bradytrophen Beschaffenheit der Gelenksstrukturen eine höhere Antigendichte über längere Zeit gegeben ist, können Gelenke eher „reaktiv" im Rahmen dieses allgemeinen Entzündungsprozesses miterkranken.

Klinischer Verlauf der reaktiven Arthritis

Die reaktive Arthritis folgt einem typischen zweizeitigen Krankheitsverlauf. Ein Kind, meist zwischen dem 8.–12. Lebensjahr, klagt plötzlich über eine schmerzhafte Schwellung in einem oder mehreren Gelenken der unteren Extremitäten. Bei genauer Anamnese wird oft über eine einige Tage bis Wochen zurückliegende intestinale, urogenitale oder pulmonale Infektion mit Durchfall, Dysurie oder bronchopulmonalen Symptomen berichtet. Auch nach vorherigen Impfungen und Infekten anderer Familienmitglieder und Zeckenbissen ist zu fragen.

Die eigentliche Erkrankung der reaktiven Arthritis beginnt meist hochakut mit konstitutionellen Symptomen, wie hohem Fieber, Gewichtsverlust, Übelkeit, Abgeschlagenheit und Muskelschmerzen. Diese Symptome können über Wochen bestehen bleiben.

Die Gelenkssymptome variieren von Arthralgien bis zu schweren Formen einer Polyarthritis. Meist handelt es sich um eine asymmetrische Oligo- oder Monoarthritis der gewichtstragenden Gelenke, wie Knie- oder Sprunggelenke und Hüfte. Ein oder mehrere Zehengelenke können im Sinne einer Daktylitis miterkranken. Dazu gesellen sich Enthesitis, Tenosynovitis und Bursitis der betroffenen Gelenke. Die Gelenke selbst sind meist schmerzhaft geschwollen, gerötet und überwärmt. Symptome wie Morgensteifigkeit lassen vor allem bei gleichzeitigem Mitbefall der Fingergelenke an eine juvenile idiopathische Arthritis denken.

Schmerzlose, flache Ulzerationen der Mundschleimhaut und des Gaumens sind häufig und werden oft übersehen. Manchmal entwickelt sich auch eine aphtöse Stomatitis. Eine Urethritis und Cervizitis findet man eher bei Jugendlichen nach Chlamydieninfektionen. Ein Erythema nodosum sowie bei Kindern sehr selten ein Keratoderma blenorrhagicum an den Plantar- und Palmarflächen kann nach vorheriger Yersinieninfektion auftreten.

Im Unterschied zur JIA mit Oligoarthritis ist die Augenbeteiligung mit dem klinischen Bild einer Uveitis, Episkleritis, Iridozyklitis bei der reaktiven Arthritis meist sehr schmerzhaft. Die Kinder leiden dann unter starkem Tränenfluss, Sehbeeinträchtigung und Photophobie. Bei Yersinien getriggerter ReA kann eine schwere purulente Konjunktivitis auftreten. Bei konsequenter lokaler entzündungshemmender und antibiotischer Therapie dieser Komplikationen sind glücklicherweise bleibende Schäden sehr selten.

Eine Myocarditis und Pericarditis wurde in sehr seltenen Fällen während der aktiven Phase einer durch Salmonellen ausgelösten ReA beschrieben.

Diagnostik

Den größten Einfluss auf die Diagnosestellung hat nach wie vor die gute klinische Anamnese. Die Erhebung der Laborwerte und der radiologischen Befunde sowie eine zusätzliche kardiologische, dermatologische und ophtalmologische Abklärung können die Diagnosefindung unterstützen und wertvolle Hinweise auf Pathogenese und Prognose liefern (Tabelle 12).

Laboruntersuchungen erstrecken sich vom Nachweis der Entzündungsparameter, über die mikrobiologische und molekularbiologische Suche nach möglichen krankheitsassoziierten Bakterien und Viren bis zur Beurteilung der mittels Punktion gewonnenen Synovialflüssigkeit. In der akuten Erkrankungsphase ist das *CRP* und die *Blutsenkung* erhöht, das *Blutbild* weist eine Leukozytose mit Linksverschiebung auf, sowie bei längerem und schwerem Krankeitsverlauf einen Abfall des Hämoglobins bei Anstieg der Thrombozyten. Im Unterschied zur JIA sind die ANA (antinukleäre Antikörper) negativ oder nur geringfügig erhöht. Der *Rheumafaktor* ist negativ. *ANCA* (antineutro-

Tabelle 12 Diagnostische Möglichkeiten bei der reaktiven Arthritis
Labor: BSG, CRP, Blutbild mit Differenzialblutbild, GOT, GPT, γ-GT, Rheumfaktor, ANA, ANCA, ds-DNS, HLA-B27
Blutkultur: bei jedem Verdacht auf eine septische Arthritis
Harnanalyse
Stuhl- und Urinkultur
Haut- und Schleimhautabstriche
Serologie: Antikörper gegen spezifische arthritogene Erreger (nach Anamnese)
Gelenkpunktion: Bakterielle Kultur, Ausstrich mit Gramfärbung, Zellzahl, Ausschluss kristalliner Strukturen, Antikörpernachweis, Nachweis von Erreger-DNA durch PCR, Immunfluoreszenz, (Lymphozytenstimulation)
Sonographie und **Röntgenaufnahme** der betroffenen Gelenke, **Szintigraphie** oder **MRT** nur bei entsprechender Indikation (z.B. Sakroileitis)
EKG und **Echokardiographie** (bei Karditisverdacht)
Dermatologisches Konsil bei entsprechender Symptomatik
Augenärztliches Konsil bei entsprechender Symptomatik

phile zytoplasmatische Antikörper) können bei Chlamydien-, Campylobakter- und Yersinien induzierter Arthritis vorhanden sein.

Der *mikrobiologische Erregernachweis im* Stuhl, Urin, Rachen- oder Vaginalabstrich gelingt nur in ca. 50 % der Fälle, womit die Klassifizierung entsprechend den Berliner Kriterien schwierig wird, und die Diagnose reaktive Arthritis nur mehr eine Ausschlussdiagnose ist.

Der *serologische Nachweis* der auslösenden Infektionserreger mit der Komplementbindungsreaktion oder mittels ELISA ist wenig spezifisch und aufgrund der geringen Sensitivität oft von geringer Aussagekraft, sodass bei positiver Anamnese zumindest ein vierfacher Titeranstieg gefordert wird. *Molekularbiologische Nachweismethoden* (PCR) sind dzt. in der Routinediagnostik noch kaum im Einsatz und sind wissenschaftlichen Fragestellungen vorbehalten.

Die *Untersuchung der Synovialflüssigkeit* ist vor allem zum Ausschluss einer **septischen Arthritis** wichtig.

Differenzialdiagnose

Am wichtigsten ist der Ausschluss einer *septischen Arthritis* (Tabelle 13). Diese kann entweder durch direktes Eindringen von Bakterien in das Gelenk bei einer Verletzung (z. B. bei Unfällen oder Stichverletzungen) oder durch eine hämatogene Streuung ausgehend von einer bakteriellen Infektion ausserhalb

Tabelle 13 Differenzialdiagnose der reaktiven Arthritis und der septischen Arthritis

	Reaktive Arthritis	**Septische Arthritis**
Patho-mechanismus	Immunreaktion des Gelenks auf eine Infektion des Gastrointestinal- oder Urogenitaltraktes oder der Luftwege, HLA-B27 Assoziaton in 50 %–80 %	Entzündung durch direkte Invasion von Bakterien, Viren, Spirochäten und Pilzen in das Gelenk
Erreger-spektrum	Chlamydien Salmonellen Campylobacter jejuni Yersinien Shigellen	Streptokokken Staphylokokken Gonokokken Gram-neg. Bakterien

des Gelenkes (Hautverletzung, Osteomyelitis, eitrige Angina etc.) entstehen. Typisch ist eine extreme Berührungsempfindlichkei, eine starke Überwärmung des Gelenks und eine deutliche Rötung. Es kommt gleichzeitig durch den schweren entzündlichen Prozess innerhalb von kürzester Zeit zu einer starken Funktionsbeeinträchtigung und, je nach Erreger, auch innerhalb von kürzester Zeit zu einer Zerstörung des Gelenks. Sehr häufig geht eine infektiöse Arthritis auch mit hohem Fieber einher. Die bakterielle septische Arthritis macht ca. 6,5 % aller Arthritiden des Kindesalters aus, manifestiert sich am häufigsten bei Kindern vor dem 10. Lebensjahr, und tritt häufiger bei Jungen (55 % bis 62 %) als bei Mädchen auf. Sie erfordert eine sofortige diagnostische Abklärung unter Inanspruchnahme der Gelenkspunktion, der Skelettszintigraphie oder der Magnetresonanz-Thomographie sowie eine sofortige antibiotische Therapie um einer Gelenkszerstörung zuvorzukommen.

Weiters sind auch zahlreiche andere Erkrankungen differentialdiagnostisch auszuschliessen, wie ein Trauma, chronische Arthritis mit Psoriasisarthritis, Kollagenosen, ankylosierende Spondilytis, CRMO (chronisch rezidivierende multifokale Osteomyelitis), Tuberkulose, Arthritis bei entzündlicher Darmerkrankung, zystische Fibrose, Schmerzverstärkungssyndrome, orthopädische Ursachen und diverse maligne Erkrankungen (Leukämie, Knochentumoren).

Therapie

Obwohl die Mehrzahl der reaktiven Arthritiden nach einigen Wochen wieder spontan zum Stillstand kommen können, ist aufgrund der Akuität, der Schmerzhaftigkeit und der funktionellen Beinträchtigung eine sofortige Therapie indiziert. Die Wahl der Mittel hängt dabei vom Beschwerdebild und dem Krankheitsverlauf ab.

Initial werden nicht-steroidale Antirheumatika (z. B. Ibuprofen, Naproxen etc.) zur Entzündungs- und Schmerzbehandlung eingesetzt. Dies sollte bis zum Rückgang der Entzündung und Normalisierung von CRP und BSG fortgesezt werden, was durchaus einige Monate dauern kann. Droht die reaktive Arthritis chronisch zu werden, setzt man besser, auch über längere Zeit Sulfasalazin ein. Antibiotische Therapien sind in der Regel nicht nötig, da zu Beginn der reaktiven Arthritis die krankheitsauslösenden Bakterien nicht mehr nachgewiesen werden können. Bei Nachweis von Streptokokken der Gruppe A oder Borrelien ist jedoch eine antibiotische Therapie indiziert. Ebenso kann bei bakteriellen Darmentzündungen eine Therapie mit Cotrimoxazol den Verlauf günstig beeinflussen. Ob bei alleinigem Nachweis intraartikulärer Antigene eine antibiotische Therapie in der Lage ist, den Krankheitsverlauf zu beeinflussen, ist noch nicht klar nachgewiesen worden. Evetuell kann eine über 1 bis 3 Monate dauernde AB-Therapie den Krankheitsverlauf günstig beeinflussen. Hier fehlt jedoch dzt. noch die Evidenz. Die Dosierung der nicht-steroidalen Antirheumatika bei ReA ist die gleiche wie bei der JIA.

Glucokorticoide werden nur mehr bei sehr schwerem Kranheitsverlauf eingesetzt. Im Unterschied dazu wird heute die frühe intraartikuläre oder intraläsionale Einspritzung kristalliner, nicht resorbierbarer Steroide (Volon A, Lederlon etc.) in ein oder mehrere Gelenke mit gutem Erfolg angewendet.

Zu Beginn der Arthritis kann es sehr schwierig sein eine HLB-B27 positive chronische Arthritis von einer rein reaktiven Form zu unterschieden. Möglicherweise kann aber bei einer protrahiertem Verlaufsform einer reaktiven Arthritis die Entwicklung eines chronischen Stadiums durch den frühzeitigen Einsatzt eines Basistherapeutikums (z.B. MTX oder Azathioprin) verhindert werden.

Bei Augenmitbeteiligung müssen lokale Glucokorticoide eingesetzt werden. Die Physiotherapie sowie Kälte- und Wärmeapplikation parallel zur Medikation ist trotz des oft nur Wochen dauernden Kranheitsverlaufes immer sinnvoll.

Prognose

Die ReA bei Kindern- und Jugendlichen kann verschiedene Verlaufsformen einschlagen. Dies ist oft abhängig von den auslösenden Ursachen. Nach Yersinien und Campylobacter Infektionen kommt es bei den meisten Kindern nur zu einer einzigen Episode einer Mono- oder Oligoarthritis. Weniger häufig beobachtet man aber auch rekurrierende Episoden einer Oligoarthriris oder sogar ausgedehntere Verlaufsformen mit Befall multipler Gelenke und Sehneneinmündungen die sich in eine Spondyloarthritis mit Sacroiliitis weiterentwickeln können.

Es gibt dzt. noch keine verlässlichen Parameter, die abschätzen ließen, welche Kinder nur eine einzige Episode einer ReA, die innerhalb weniger Monate zum Stillstand kommt, mitmachen und bei welchen Kindern sich eine chronische Spondyloarthritis entwickeln wird. Bei 40 % der HLA-B27 positiven Kindern ist einÜbergang in eine Spondyloarthritis zu erwarten.

Es besteht der Eindruck, dass HLA-B27 positive Kinder nach einer Yersinien- oder Salmonellen getriggerten ReA einen schwereren Verlauf aufweisen. Ebenso ist eine HLA-B27 Positivität mit einem gehäuften Auftreten einer Iridocyclitis oder eines Reiter Syndroms assoziiert.

Sonderformen

Obwohl die Coxitis fugax, die Lyme-Arthritis, das rheumatische Fieber und die Poststreptokokkenarthritis nach den Berliner Kriterien nicht zur Gruppe der reaktiven Arthritis gezählt werden, sind sie dennoch weitere wichtige postinfektiöse Arthritiden, die in diesem Zusammenhang erwähnt werden müssen.

Coxitis fugax (transiente Synovitis der Hüfte, flüchtige Hüftgelenksentzündung). Die Coxitis fugax ist die häufigste Arthritis im Kindesalter und stellt gleichzeitig auch die häufigste Ursache von Hüftschmerzen im Kindesalter dar. Etwa 2–3 % der Kinder zwischen 3 und 8 Jahren sind betroffen. Knaben erkranken häufiger als Mädchen. Es handelt sich um einen Erguss des Hüftgelenkes unbekannter Ursache, der ohne Schaden von selber wieder verschwindet. Oft geht jedoch ein Infekt der oberen Luftwege der Coxitis voraus. Die Hüftschmerzen treten typischerweise akut auf. Das Kind wacht morgens auf, kann nur mehr humpeln oder verweigert überhaupt das Gehen. Die Schmerzen manifestieren sich auch als Schmerzen in der Leiste, am Oberschenkel oder gelegentlich im Knie. Meist sind die Kinder afebril und zeigen nur geringe Entzündungszeichen. In 5 % der Fälle sind beide Hüftgelenke betroffen. Die Erkrankung ist harmlos und selbstlimitierend. Normalerweise verschwindet sie ohne Schäden auch ohne Behandlung nach 6–8 Tagen. Es wird Ruhe empfohlen, die dem Ausmaß der Schmerzen entsprechen soll. Kurzfristige nicht-steroidale antirheumatische Medikamente können hilfreich sein, die Schmerzen zu vermindern. Bei sehr schweren Verläufen kann Traktion des Beines sinnvoll sein (Wegziehen des Beines vom Körper). Die Prognose ist hervorragend, mit vollständiger Wiederherstellung in mehr als 99 % der Kinder. Gelegentlich kommt es zu einer weiteren Phase mit Entzündung des Hüftgelenkes, die jedoch meist leichter und kürzer als die erste Phase ausfällt. Da Röntgenuntersuchungen meistens unauffällig sind, kan man darauf verzichten.

Wichtig ist allerdings die rechtzeitige Unterscheidung zur septischen Arthritis der Hüfte, da dies einer kinderchirurgischen Notfallsituation entspricht, was mit Hilfe einer Ultraschalluntersuchung der Hüfte und der Bestimmung der Körpertemperatur, der BSG und des CRP sehr gut gelingt. Eine Hüftgelenkspunktion zur Entlastung des Gelenkes ist bei Vorliegen eines größeren Ergusses bei Coxitis fugax sinnvoll und ist bei dem geringsten Verdacht auf septische Athritis der Hüfte unverzüglich durchzuführen, da man in diesem Falle sofort eine geeignete, erregerabhängige antibiotische Therapie zur Erhaltung des Gelenkes beginnen muss.

Lyme Arthritis (Borrelien assoziierte Arthritis). Die Lyme-Arthritis wird durch das Bakterium *Borrelia burgdorferi* ausgelöst, welches durch den Stich von Zecken, insbesondere Ixodes ricinus (Holzbock) übertragen wird. Als erstes Krankheitssymptom fällt ein Erythema migrans (wandernde Röte) auf, eine sich ausbreitende rötliche Verfärbung der Haut am Ort des Zeckenstichs. In diesem Falle sollte sofort eine antibiotische Therapie begonnen werden. Diese Behandlung verhindert die weitere Ausbreitung des Bakteriums und damit auch die Lyme-Arthritis.

Andere Borrelien assoziierte Symptome sind die Lymphadenosis cutis benigna, die Neuroborreliose und Manifestationen an anderen Organen wie Herz und Augen. Obwohl nur eine Minderheit der Kinder mit Arthritis eine Lyme-Arthritis hat, ist die Lyme-Arthritis vermutlich dennoch die häufigste Gelenkentzündung bei Kindern und Jugendlichen, die in Europa nach einer bakteriellen Infektion auftritt. Selten kommt die Erkrankung vor dem 4. Lebensjahr vor, weshalb sie überwiegend eine Erkrankung der Schulkinder ist. Besonders häufig kommt sie in Mitteleuropa und dem südlichen Skandinavien um die Ostsee herum vor.

Die Lyme-Arthritis manifestiert sich meist als Mono- oder oligoartikuläre Gelenkschwellung, die oft erst Monate bis Jahre nach dem Zeckenstich ohne saisonale Häufung auftritt. Sie ist relativ schmerzarm und oft ist kein Zeckenstich erinnerlich. Das am häufigsten betroffene Gelenk ist in zwei Drittel der Fälle das Kniegelenk, jedoch können auch andere große Gelenke und selten sogar kleine Gelenke betroffen sein. Die Lyme-Arthritis verläuft episodisch, d. h. die Gelenkentzündung verschwindet nach einigen Tagen oder wenigen Wochen von selbst und kehrt im gleichen Gelenk nach einem gewissen Zeitraum ohne Gelenkentzündung wieder. Die Häufigkeit und Dauer der Episoden mit Gelenkentzündung vermindert sich normalerweise mit der Zeit, in anderen Fällen kann sie jedoch zunehmen und die Gelenkentzündung kann am Ende chronisch werden. Die Erkrankung bei Erwachsenen und Kindern ist ähnlich. Jedoch haben Kinder eine größere Häufigkeit der Arthritis als Erwachsene. Die antibiotische Therapie ist umso wirkungsvoller, je jünger das Kind ist, wenn vorher keine Cortikosteroide gegeben wurden und wenn die Therapie frühzeitig begonnen wurde. Immer wenn bei einem Kind eine Gelenkentzündung unbekannter Ursache aufgetreten ist, sollte auch das Vorliegen einer Lyme-Arthritis erwogen werden.

Zur Bestätigung des klinischen Verdachts werden verschiedene Laboruntersuchungen herangezogen. Der Nachweis von IgG-Antikörpern gegen Borrelia burgdorferi im Blut gelingt am besten mit dem Enzym-Immuno-Test (ELISA). Da dieser Test leider häufig falsch-positiv ist, sollte das Ergebnis zusätzlich durch einen Immunoblot (IgG-Banden-Nachweis) oder Western Blot bestätigt werden. Eine weitere Bestätigung der Diagnose kann durch die Untersuchung der Gelenkflüssigkeit auf das Vorliegen der Borrelia burgdorferi DNA mittels Polymerasekettenreaktion (PCR) erfolgen. Diese Tests können aber trotz erfolgreicher Therapie für Jahre positiv bleiben.

Die Therapie sollte durch einen speziell erfahrenen (Kinder-)Arzt durchgeführt werden. Sie ist meist in der Praxis möglich. Der Erreger der Lyme-Arthritis ist auf viele Antibiotika sensibel und kann entweder mit einer 4-wöchigen oralen antibiotischen Therapie mit Amoxicillin oder Doxycyclin oder mit einer 2-wöchigen intravenösen antibiotischen Therapie mit Ceftriaxon oder Cefotaxim behandelt werden. Mehr als 80 % der Fälle verschwinden nach ein oder zwei antibiotischen Behandlungen. Bei den übrigen Fällen wird die Arthritis im Laufe von Monaten oder Jahren verschwinden. Am Ende heilt die Erkrankung immer aus. Je länger die Arthritis bereits verschwunden ist, desto unwahrscheinlicher ist ein Rückfall. Mehr als 95 % werden wieder vollständig gesund. Zusätzliche symptomatische Therapiemaßnahmen wie Kühlung, Physiotherapie und nicht-steroidale Antirheumatika sind oft hilfreich. Intraartikuläre Steroide sollen nicht vor einer abgeschlossenen Antibiotikatherapie gegeben werden. Wegen Schmerzen und Bewegungseinschränkungen kann die sportliche Betätigung vorübergehend eingeschränkt sein. Bei den meisten Patienten ist die Erkrankung leicht und die meisten Probleme sind unbedeutend und vorübergehend.

Rheumatisches Fieber. Die klassische postinfektiöse Arthritis ist das rheumatische Fieber. Die Erkrankung ist die Folge einer fehlgeleiteten Immunantwort auf eine Racheninfektion mit ß-hämolysierenden Streptokokken der Gruppe A (GABAs). Das Immunsystem wehrt nicht nur die Streptokokken ab, sondern richtet sich auch gegen einzelne Gewebe des eigenen Körpers und führt in der Folge zu den typischen Symptomen. Die sorgfältige Beurteilung der klinischen Symptome unter Berücksichtigung der Jones-Kriterien (Tabelle 14) hat besondere Bedeutung für die rasche Diagnose, weil es außer dem kulturellen Nachweis der β-hämolysierenden Streptokokken und einem Anstieg des Antistreptolysin-Titers im Blut keine anderen spezifischen Laborwerte für die Erkrankung gibt. Ein akutes rheumatisches Fieber gilt als gesichert, wenn 2 Hauptkriterien oder ein Haupt- und zwei Nebenkriterien vorhanden sind. Zudem ist der Nachweis einer Streptokokkeninfektion erforderlich.

Folgende klinische Symptome charakterisieren das rheumatische Fieber:
1. **Arthritis:** Diese kommt überwiegend als eine wandernde Arthritis vor, die viele große Gelenke wie Knie, Ellenbogen, Sprunggelenke oder Schultern betreffen kann. Die Gelenkschmerzen können sehr stark sein, verschwinden aber bei Therapie mit Aspirin oder anderen nicht-steroidalen Antirheumatika rasch.

Tabelle 14 Diagnostische Kriterien für die Ersterkrankung des rheumatischen Fiebers nach Jones

Hauptkriterien	Nebenkriterien	Zusatzkriterien
Karditis Polyarthritis Chorea minor Erythema anulare Subkutane Noduli	Arthralgien Fieber Laborbefunde: erhöhte BKS und CRP Verlängertes PR-Intervall	Positiver kultureller oder Antigen-Nachweis von Streptokokken der Gruppe A Erhöhter oder ansteigender Streptokokken-Antikörper-Titer

2. **Carditis** (Herzentzündung): Es kann zu einer Herzklappenentzündung (Endokarditis), einer Entzündung des Herzbeutels (Perikarditis) und in den schwersten Fällen auch zu einer Entzündung des Herzmuskels (Myokarditis) kommen. Die Erkrankung kann bleibenden Schaden am Herzen hinterlassen.

3. **Chorea:** Dieses Wort kommt aus dem Griechischen und bedeutet Tanz. Durch Entzündung eines Hirnteils das die Koordination von Bewegungen kontrolliert kommt es ca. 1 bis 6 Monate nach der Racheninfektion zu einer Bewegungsstörung. Eine Chorea kann bei etwa 10 bis 30 % der Patienten auftreten. Frühe Zeichen sind Schwierigkeiten beim Schreiben, beim Anziehen und der Körperpflege und sogar beim Laufen oder Essen infolge von sinnlosen, nicht unterdrückbaren Bewegungen. Der Patient kann diese Bewegungen nur vorübergehend willentlich unterdrücken, sie verschwinden aber im Schlaf und verstärken sich bei Stress oder Müdigkeit. Die Chorea verschwindet meist von selbst nach 1 bis 2 Monaten.

4. **Hauterscheinungen:** Das *Erythema marginatum* ist ein vorübergehender Hautausschlag über dem Rumpf mit ausgedehnten Flecken, abgeblasstem Zentrum und roten Rändern, die wie eine Schlange über den Körper verlaufen können. *Subkutane Knötchen* sind schmerzlose, bewegliche Knötchen mit normaler, darüber liegender Haut, oft über Gelenken und vorspringenden Knochenteilen.

5. **Allgemeine Symptome:** Weiters finden sich Symptome wie Fieber, Müdigkeit, Appetitverlust, Blässe, Bauchschmerzen und Nasenbluten.

Die Verhütung des rheumatischen Fiebers beruht auf dem raschen Erkennen der Streptokokkeninfektion und einer sofortigen antibiotischen Behandlung. Rachenentzündung oder Mandelentzündung können erkannt werden durch Fieber, Schluckschmerzen, Kopfschmerzen, rotem Gaumen und geröteten oder eitrigen Mandeln, sowie durch vergrößerte und schmerzhafte Halslymphknoten. Obwohl die Erkrankung früher epidemische Ausmaße hatte, kam es nach der Einführung von Penicillin für die Behandlung der Rachen- und Mandelentzündung und der Verwendung von Antibiotika zur Verhinderung von Rückfällen zu einer dramatischen Abnahme. Das häufigste Alter des Beginns ist die Zeit zwischen 5 und 15 Jahren. In Entwicklungsländern ist das rheumatische Fieber aber noch heute eine Hauptursache der erworbenen Herzklappenerkrankung. In Europa kommen jedoch immer wieder sporadische Fälle vor.

Therapie

▶ Während des ersten Schubes, nachdem die Diagnose bestätigt ist, wird eine Behandlung mit Antibiotika eingeleitet. Eine Einspritzung von 1,2 Mill. E Benzatin-Penicillin tötet die Bakterien ab und gibt Schutz während der folgenden 3 bis 4 Wochen.
▶ Salizylate oder andere nicht-steroidale Antirheumatika werden für die Gelenkentzündung während 6 bis 8 Wochen empfohlen oder solange, bis die Gelenkentzündung verschwunden ist.
▶ Für die schwerwiegende Carditis werden Bettruhe und hochdosierte Steroide (Prednison) für 2 bis 3 Wochen empfohlen, danach kann das Medikament allmählich ausgeschlichen werden.
▶ Bei Chorea ist die Hilfe der Eltern oder des Personals und der Schule notwendig. Die medikamentöse Therapie für die Chorea beinhaltet die Kontrolle der Bewegungen mit Haloperidol oder Valproinsäure unter genauer Beobachtung von möglichen Nebenwirkungen.

Der natürliche Verlauf der Erkrankung in der Vergangenheit hat gezeigt, dass das Risiko von Rückfällen während der ersten 3 bis 5 Jahre nach Beginn der Erkrankung am höchsten ist und dass während dieser Zeit das Risiko für die Entwicklung einer Carditis mit entsprechendem Klappenschaden mit jedem neuen Aufflammen der Erkrankung zunimmt. Aus all diesen Gründen sollte die Verhinderung von Streptokokken-Infektionen bei allen Patienten, die rheumatisches Fieber hatten, fortgeführt werden, unabhängig von der Schwere des Krankheitsbildes, da auch leichte Rückfälle schwere Herzschäden hervorrufen können. Die meisten Ärzte stimmen überein, dass die antibiotische Behandlung mindestens 5 Jahre dauern sollte oder bis das Kind 18 Jahre alt geworden ist. Bei Fällen mit Herzschaden wird empfohlen, die Prophylaxe bis zum 40. Lebensjahr fortzusetzen. Die Verhinderung einer bakteriellen Endokarditis mit Antibiotika wird für alle Patienten mit Herzklappenschaden empfohlen, wenn diese sich einem chirurgischen Eingriff oder einer Zahnarztbehandlung unterziehen. Dies ist notwendig, weil Bakterien von anderen Teilen des Körpers, insbesondere vom Mund, zum Herzen strömen können und dort eine vorgeschädigte Klappe wie z.B. beim akuten rheumatischen Fieber infizieren können.

Die Gelenkentzündung ist gewöhnlich selbstbegrenzt und spricht gut auf nicht-steroidale Antirheumatika an. Wenn die wichtigen Symptome verschwunden sind, gibt es keine besonderen Empfehlungen für das tägliche Leben und die normalen Aktivitäten in Schule, Sport oder bei der Durchführung von Impfungen. Falls ein Restschaden am Herz vorhanden ist, sollte die Teilnahme am Sport mit dem Kinderkardiologen abgesprochen werden.

Poststreptokokken-reaktive Arthritis. Bei Erwachsenen und Kindern sind Fälle von Arthritis beschrieben worden, die ebenfalls mit einer Infektion mit ß-hämolysierenden Streptokokken verbunden waren, die aber nicht die Kriterien des akuten rheumatischen Fiebers erfüllten. Man nennt sie deshalb Poststreptokokken-reaktive Arthritis. Diese Krankheitsform ist charakterisiert durch eine kürzere Latenzzeit zwischen Streptokokkeninfektion und Arthritis. Die Arthritis ist asymmetrisch und nicht migratorisch. Sie betrifft auch Gelenke der Hand und das axiale Skelett, spricht nicht gut auf nicht-steroidale Antirheumatika an und dauert gewöhnlich mehrere Monate. Diese Poststreptokokkenarthritis sollte bei allen Kindern entweder nach einer Halsentzündung oder bei konstitutionellen Symptomen zu Beginn einer Arthritis vermutet werden, damit man rechtzeitig Rachenkulturen und Streptokokken-Antikörper-Tests veranlassen kann. Im Rachenabstrich gelingt der Streptokokken Nachweis häufiger als beim rheumatischen Fieber. Antistreptolysin-O-Titer und Anti-DNAse-Titer sind in 80 %, die BSG in 75 % erhöht. Falls eine rezente Streptokokkeninfektion nachgewiesen werden konnte, sollte eine kardiologische Diagnostik mit Herz-Sonographie erfolgen. Bei 6–15 % soll sich später eine Karditis entwickelt haben. Weitere Hauptkriterien nach Jones für das rheumatische Fieber werden nicht erfüllt. Therapeutisch werden nicht-steroidale Antirheumatika und Penicillin eingesetzt. Da die Poststreptokokken-Arthritis eine Spielform des rheumatischen Fiebers sein könnte, wird auch für Patienten mit reaktiven Poststreptokokken Arthritis die antibiotische Prophylaxe und die regelmäßige Untersuchung, ob eine Karditis vorliegt, empfohlen.

IV Systemischer Lupus Erythematodes im Kindes- und Jugendalter

J. Brunner

Hinführung zum Thema

Der systemische Lupus erythematodes (SLE) ist trotz therapeutischer Fortschritte immer noch eine ernste, chronische und meist schwer – potenziell letal – verlaufende Autoimmunerkrankung. Etwa 20 % der Patienten erkranken im Kinder- und Jugendalter. Der SLE ist durch die Produktion von Autoantikörpern, insbesondere von antinukleären und anti-DNS-Autoantikörpern, charakterisiert. Da jedes Organ involviert sein kann, muss neben einer lebenslangen eine interdisziplinäre Betreuung der Patienten gewährleistet sein. Molekulargenetische Untersuchungen weisen auf eine multifaktorielle Genese des SLE hin. Letztendlich resultiert jedoch immer die Aktivierung des Komplementsystems.

Historie

Die Verwendung des Terminus *lupus* bezieht sich auf den typischen schmetterlingsartigen Ausschlag im Gesicht, der an Veränderungen erinnerte, die im Rahmen einer Tuberkulose auftraten und hier zu einer Entstellung des Gesichtes führen konnten. Libman und Sacks beschrieben 1940 die nach ihnen benannte kardiale Beteiligung. Seit 1948 ist das Phänomen der zirkulierenden Antikörper bekannt. Bahnbrechend war 1982 die Etablierung der Diagnosekriterien der American Rheumatology Association (ARA Kriterien), die 1997 revidiert wurden (Tabelle 15).

Definition

Der **Lupus erythematodes** (lat. *lupus*: Wolf, griech. *erythema*: Röte) ist eine chronisch-entzündliche, systemische Autoimmunerkrankung mit genetischer Prädisposition, bei der sich das Immunsystem gegen das körpereigene Bindegewebe richtet (*Kollagenose*) und dadurch Organe zerstört. Durch einen bisher nicht bekannten „Trigger" kommt es zu einer polyklonalen B-Zell Stimulation

Tabelle 15 SLE im historischen Überblick	
Geschichte des SLE	
916	Hautaffektion (Smith)
18. Jhd.	Destruierende Ulcera des Gesichts (Smith)
1846	Schmetterlingserythems (Smith)
1872	Diskoiden und systemischen Lupus (Kaposi)
1948	zirkulierende Antikörper (Hargraves)

mit der Ausbildung von Autoantikörpern. Diese bilden mit den Autoantigenen Immunkomplexe, deren Ablagerung zu Organschäden führen kann.

Epidemiologie

Der SLE tritt weltweit auf. Etwa 15–20 % aller SLE Erkrankungen manifestieren sich im Kindes- und Jugendalter. Die Inzidenz variiert zwischen 0,3 und 0,9 pro 100.000 Kinder pro Jahr. Die Prävalenz liegt bei 5–10/100.000 Kinder, was in Deutschland etwa 1500, in Österreich 150 Patienten entspricht. Die zweite Lebensdekade ist bevorzugt betroffen. Bei Kindern unter 5 Jahren ist die Erkrankung abgesehen vom neonatalen Lupus extrem selten und verläuft ungünstig. Während bei Erwachsenen deutlich mehr Frauen betroffen sind (Verhältnis 1:10), wird bei Kindern unter 12 Jahren eine Relation von 1:5 und bei bei Kindern im jugendlichen Alter ein Verhältnis von 1:4 bis 1:10 angegeben.

Klassifikation

Da es keinen spezifischen Parameter zur Diagnose eines SLE gibt, wurden 1982 von der American Rheumatology Association die ARA-Kriterien entwickelt (Tabelle 16). Um die Diagnose SLE mit einer Spezifität von 96 % zu stellen, müssen mindestens vier der ARA-Kriterien erfüllt sein, wobei die Befunde und Symptome nicht gleichzeitig auftreten müssen.

Tabelle 16 ARA-Kriterien (American Rheumatology Association 1997 (30))
1. Schmetterlingserythem 2. Discoide Hautausschläge 3. Photosensibilität 4. Ulzerationen 5. Arthritis 6. Serositis: Pleuritis/Pericarditis 7. Nephritis mit Proteinurie > 0,5 g/d oder Erythrozytenzylinder im Harnsediment 8. Enzephalopathie (zerebrale Anfälle oder Psychose) 9. Zytopenie, hämolytische Anämie 10. Positive Immunserologie: LE-Zellen; ds-DNS-Antikörper, Sm-Antikörper, falsch-positiver Syphilistest, Cardiolipin AK, oder Lupusantikoagulans 11. Nachweis von ANA

Aktivitätsindices

Nicht alleine die Diagnosestellung eines SLE ist entscheidend, sondern auch die Beurteilung der Krankheitsaktivität. Mit dem SLE-Activity Index (SLEDAI) (Tabelle 17) steht eine Möglichkeit zur klinischen Verlaufskontrolle des SLE zur Verfügung.

Der ECLAM score (European Consensus Lupus Activity Measurement) ist eine diagnostische Alternative zur Überwachung der Krankheitsaktivität beim SLE bei Kindern und Jugendlichen. Daneben ist aber zur adäquaten Gesamtbeurteilung der Patienten die Einschätzung der Lebensqualität (health related quality of life (HRQL)) entscheidend. Diese bezieht die Lebenszufriedenheit des Patienten, seine Einschätzung der Krankheit und seine soziale und emotionale Befindlichkeit mit ein.

Pathogenese

Ätiologisch spielen bei der Manifestation eines SLE neben einer genetischen Prädisposition und hormonellen Faktoren vor allem Infektionen mit Parvovirus B 19 und EBV, sowie Nahrungsstoffe, UV Licht und möglicherweise Hormone als auslösendes Moment eine Rolle. Führ etliche Gene ist eine Suszeptibilität in der Entstehung des SLE bekannt. Neben MHC Genen scheinen

Tabelle 17 Systemic Lupus erythematosus Disease Activity Index (SLEDAI)

Punkte	Deskriptor	Definition
8	Anfälle	Aussclussvon ifekt., metabolische. oder tox. Ursachen
8	Psychose	Perzeptionsstörung
8	Organisches Hirnsyndrome	Orientierung beeinträchtigt
8	Sehstörung	retinale Veränderungen
8	Hirnnervenstörung	Neuropathie der Hirnnerven
8	Lupuskopfschmerz	Persistierender Kopfschmerz
8	Zerebrovaskuläre Ereignisse	Neue zerebrovaskuläre Ereignisse nicht arteriosklerose bedingt
8	Vaskulitis	Ulzerationen, Infarkte, Gangrän
4	Arthritis	Arthritis von > 2 Gelenken
4	Myositis	Muskelschwäche mit CK/Aldolaseerhöhung oder EMG-Veränderungen
4	Urinuntersuchung	Auffälliger Urinstix
4	Hämaturie	> 5 Erythrozyten pro Gesichtsfeld
4	Proteinurie	> 0,5 g/ 24 Stunden
4	Leukozyturie	> 5 Leukozyten pro Gesichtsfels
2	Rash	Neumanifestation oder Wiederauftreten
2	Alopezie	Neumanifestation oder Wiederauftreten
2	Schleimhautulzerationen	Neumanifestation oder Wiederauftreten
2	Pleuritis	Schmerz oder Erguss
2	Perikarditis	Schmerz oder Erguss
2	Hypokomplementämie	Niedriges C3, C4 oder CH 50
2	DNA AK	Anstieg der AK > 25 %
1	Fieber	> 38 °C
1	Thrombopenie	< 10000/ /μl
1	Leukopenie	< 3000 / μl
$\sum$ (105)		

insbesondere Gendefekte, die zu einem Komplemenrdefekt führen, an der Entwicklung eines SLE beteiligt. Die involvierten Gene beeinflussen auch die Aktivierung, die Differenzierung und die Komposition der Immunkomplexe, aber auch die Präsentation und Klearence von apoptotischem Material und Autoantigenen durch antigen präsentierende Zellen (APC) und Phagozyten. Dendritische Zellen phagozytieren alternde Zellen und präsentieren ihre Antigene den autoreaktiven B- und T-Zellen, was eine Minderung der Toleranz zur Folge hat. Pathogenetisch wirksam ist eine T-Zell Dysfunktion, eine polyklonale B-Zell Aktivierung, eine Störung der Apoptose und Defizienz der Klearence apoptotischer Zellen sowie eine abnorme Zytokinproduktion.

Das Zusammenspiel ist sehr komplex. Die Krankheitsaktivität korreliert beim SLE mit der und mit dem anti-ds-DNA Titer. Angeborene oder erworbene Kolmplementdefekten gehen mit schwerem Krankheitsverlauf einher. Eine hohe Prävalenz haben C1, C4 und – mit schwerem Krankheitsverlauf einhergehend – C2 Defizienzen.

Pathologie der Organe

An den Organen kommt es zu unterschiedlichen Manifestationen. In der Haut finden sich Immunkomplexe, die sowohl zu einer Vaskulitis und einer lokalen Gewebszerstörung führen. In den Gefäßen, in der Lunge und am Herz (Libman Sacks Endokarditis) kommt es zur Immunkomplexablagerung.

Bezüglich der Reaktionen der Immunkomplexe bei SLE Nephritis haben sich mehrere Theorien entwickelt: Es kommt es zur Ablagerung von zirkulierenden Immunkomplexen und / oder zur direkten Bindung der Autoantikörper an endogene renale Antigene wie Zelloberflächen und Basalmembranen, oder an zirkulierende Antigene, die sich innerhalb der Glomerula aufhalten (Abb. 23). Die verschiedenen Formen der SLE Nephritis sind in Tabelle 18 aufgelistet.

Lupusnephritis Klasse IV: Man sieht eine diffuse Glomerolonephritis mit mesangialer Zellvermehrung und Entzündungsinfiltration der Glomerulumschlingen. Im Glomerulum zeigen sich fokal bis mäßig dichte dargestellte

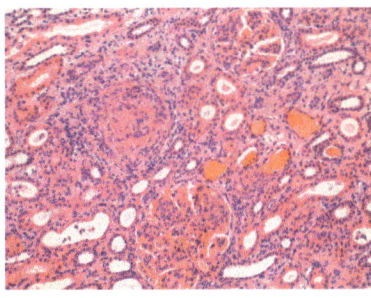

Abb. 23 Lupusnephritis Klasse IV: Man sieht eine diffuse Glomerolonephritis mit mesangialer Zellvermehrung und Entzündungsinfiltration der Glomerulumschlingen. Im Glomerulum zeigen sich fokal bis mäßig dichte dargestellte PAS-positive Ablagerungen sowie hyaline Thromben. Fokal erkennt man eine Halbmondbildung. Im Interstitium variable granulozytäre und monozytären Infiltration. Blutgefäße mit z.T. angedeuteter Vermehrung der Wanddicke. Die Lumina sind frei von fibroproliferativen Veränderungen. In den Tubuli sind abgeschilferte Zellen zu sehen. Es liegt keine interstitielle Sklerose vor.

Tabelle 18 Klassifikation der Lupusnephritis (LN) (International Society of Nephrology/Renal Pathology Society (ISN/RPS) 2003) nach Weening (31)	
Klasse I	**Minimale mesangiale LN:** Lichtmikroskopisch unauffällige Glomerula. Geringe Immunablagerungen (IF oder EM)
Klasse II	**Mesangiale proliferative LN:** LM mesangiale Immunablagerungen
Klasse III	**Fokale LN:** Aktive oder inaktive fokale, segmentale oder global endo- oder extracapiläre GN (<50 % der Glomerula), mit fokal subendothelialen Immunablagerungen, mit oder ohne mesangiale Veränderungen
A	Aktive Läsionen: fokal proliferative LN
A/C	Aktive und chronische Läsionen: fokal proliferative und sklerosierende LN
C	Chronisch inaktive Läsionen mit Restzuständen: fokal sklerosierende LN
Klasse IV	**Diffuse LN:** Aktive oder inaktive fokale, s /g endo- oder extracapiläre LN, mit fokal subendothelialen Immunablagerungen, mit oder ohne mesangiale Veränderungen.
S/G (A)	Aktive Läsionen: diffuse proliferative LN (s/g)
S/G (A/C)	Aktive und chronische Läsionen: proliferative und sklerosierende LN (s/g)
S/G (C)	Chronisch inaktive Läsionen mit Narben: diffuse segmentale sklerosierende LN (s/g)
Klasse V	**Membranöse LN:** Generalisierte segmentale oder generalisierte, subepitheliale Immunablagerungen, mit oder ohne mesangiale Veränderungen, sichtbar durch LM, IF oder EM, mit oder ohne mesangiale Veränderungen
Klasse VI	**Fortgeschrittene sklerosierende LN:** 90 % sklerosierte Glomerula, ohne Resrtaktivität
s – segmental (<50 % der Glomerula) g – generalisiert EM – elektonenmikroskopisch LM – lichtmikroskopisch IF – Immunfluoreszenz	

PAS-positive Ablagerungen sowie hyaline Thromben. Fokal erkennt man eine Halbmondbildung. Im Interstitium variable granulozytäre und monozytären Infiltration. Blutgefäße mit z. T. angedeuteter Vermehrung der Wanddicke. Die

Lumina sind frei von fibroproliferativen Veränderungen. In den Tubuli sind abgeschilferte Zellen zu sehen. Es liegt keine interstitielle Sklerose vor.

Klinische Manifestationen

Bei hinweisenden Symptomekonstellationen (Tabelle 19) muss ein SLE erwogen werden. Die Erkrankung beginnt gewöhnlich langsam mit Erscheinungen, die über mehrere Wochen, Monate oder sogar Jahre auftreten. Unspezifische Beschwerden wie Müdigkeit und allgemeines Krankheitsgefühl sind häufige Symptome am Anfang eines SLE bei Kindern. Manchmal bestehen Fieber oder subfebrile Temperaturen, Muskelschmerzen, Appetitlosigkeit und Gewichtsverlust weniger als 10 % des Ausgangsgewichtes. Allerdings kann es auch zu einem akuten und frühen Auftreten des SLE ohne Prodromalphase kommen. Typisch ist das schmetterlingsförmige Erythem im Gesicht, welches durch Sonneneinstrahlung verstärkt wird. Fast immer fühlen sich die Kinder müde und krank. Nicht SLE spezifische Hautmanifestationen des Lupus sind vaskulitische Läsionen an den Akren, eine Livedo reticularis und Alopezie. Manchmal kommt es zu einem Ausdünnen des Haares und zu einer Pannikulitis. Eine Ceilitis und Episkleritis sind selten. Weitere Exantheme, ein Palmarerythem, Lichtempfindlichkeit, subkutane Knötchen und Ulzera in der

Tabelle 19 Symptome des SLE im Kindes- und Jugendalter

Häufigkeit der Symptome (%)				
Symptome	Bader (32)	Wagner (4)	Gidden (33)	Platt (34)
Fieber	60	>80	55	63
Nephritis	50	>80	25	71
Arthritis	61	>70	Not reported	Not reported
Exanthem	70	70	Not reported	Not reported
Leukozytopenie	35	60	57	33
Anämie	27	50	46	62
Schmetterlingserythem	39	30–60	Nr	Nr
Perikarditis	20	40	15	Nr
Pulmonale Beteiligung	20	20–50	18	Nr
Hepatosplenomegalie	20	30	16	31
Enzephalopathie	17	10–40	10	14
Thrombozytopenie	28	20	12	21

Nase oder im Mund können auftreten. Entsprechende Läsionen sind typisch für den diskoiden LT. Auch bei einer Parotitis ist differenzialdiagnostisch an die erstmanifestation eines SLE zu denken. Lymphknotenschwellungen und eine Hepatosplenomegalie sind häufig. Bachschmerzen und Diarrhoe können Ausdruck einer Serositis, Peritonitis, Pankreatitis oder abdominellen Vaskulitis sein. Die Symptome entsprechen gelegentlich denen der sytemischen JIA. Die Arthritis hat eine polyartikuläre, die kleinen Finger- und Zehengelenke betreffende, typischerweise symmetrische Präsentation und zeigt eine milde Verlaufsform. Bei der in 5 % der Patienten auftretenden Jaccoud's Arthropathie handelt es sich um eine deformierende, wenig progressive Tenosynovitis bei SLE. Beschwerden des Skelettsystems können Ausdruck einer aseptischen Knochennekrose sein. Ein Raynaud-Phänomen kann der Manifestation anderer SLE Symptome lange Zeit vorauseilen, allerdings entwickeln Kinder und Jugendliche mit einem Raynaud-Syndrom nur sehr selten einen SLE. Eine Leukopenie manifestiert sich bei ca. 60 % der Patienten, und eine Anämie und/oder Thrombopenie in ca. 40 %. Letztere stellt sich durch Purpura und Petechien als Leitsymptome dar.

Eine Beteiligung der Nieren ist ein wesentlicher Faktor für die Langzeitprognose der Erkrankung. Die häufigste Erscheinung der Nierenbeteiligung ist eine Protein- und Leukozyturie. Es kann zur Entwicklung von Ödemen an Füßen, Unterschenkeln und Augenlidern kommen. Die klinische Bandbreite der Nierenbeteiligung beim SLE reicht von asymptomatischen Urinbefunden bis zum nephrotischen Syndrom und Nierenversagen. Diese sind bei der Erstmanifestation häufig nicht im Mittelpunkt. Mit einer schlechten Prognose einher geht die Antiphospholipidsyndrom assoziierte Nephropathie, die unabhängig von der Lupusnephritis auftritt und nicht mit den Cardiolipin AK korreliert. Hämoptysis, Dyspnoe und Husten können Ausdruck einer pulmonalen Manifestation des SLE sein: Als Ursache kommt die pulmonale Vaskulitis, Pneumonitis, Pleuritis, ein Pleuraerguss und eine interstitielle Fibrose in Frage. Lungenmanifestationen des SLE, die mit pulmonalen Blutungen einhergehen zeigen einen schlechten Verlauf. Sowohl pulmonale als auch kardiale Manifestationen kommen zu etwa 60 % der SLE Patienten vor. Letztere sind mit dem Nachweis von anti-Ro/SS-A und anti-La/SS-B Antikörpern assoziiert und können sich als unspezifisches Herzgeräusch, aber auch als Arrhythmie, Perikarditis oder Infarkt manifestieren. Valvulären Stenosen, Klappeninsuffizienzen oder ein Mitralklappenprolaps können vorliegen. Fibrotische Veränderungen wurden schon früh beschrieben und haben unter dem Namen Libman Sacks Endokarditis Eingang in die Literatur gefunden. Auch bei den Symptomen einer Hypo- oder Hyperthyreose sollte an die Manifestation eines SLE gedacht werden. Zu neuropsychiatrischen Manifestationen kann es sowohl im Rahmen der Erkrankung aber auch als Medikamentennebenwirkung, infektbedingt

Tabelle 20 Neuropsychiatrische Syndrome beim SLE
▶ Akutentzündliche demyelinisierende Polyradikuloneuropathie
▶ (Guillain-Barre' Syndrom)
▶ Akute Konfusion
▶ Angstzustände
▶ Aseptische Meningits
▶ Autonome Neuropathie
▶ Bewegungsstörungen (Chorea)
▶ Demyelinisierende Syndrome
▶ Kognitive Dysfunction
▶ Kopfschmerzen
▶ Krampfanfälle
▶ Kranielle Neuropathie
▶ Mononeuritis oder Mononeuritis multiplex
▶ Myasthenia gravis
▶ Myelopathie
▶ Plexopathie
▶ Polyneuropathyie
▶ Psychosis
▶ Stimmungsauffälligkeiten
▶ Zerebrovaskuläre Ereignisse

oder durch Befindlichkeitsstörungen kommen. Insbesondere chronisch kranke Jugendliche können hiervon betroffen sein. Die klinische Manifestation des neuropsychiatrischen SLE umfasst eine sehr große Spannbreite und reicht vom diskreten Papillenödem bis zum Koma. Jede wesentliche Verhaltensänderung eines an SLE erkrankten Kindes muss deshalb bis zum Beweis des Gegenteils als zerebrale Organmanifestation gewertet werden (Tabelle 20). Schwere SLE Manifestationen im ZNS sind neben einer Psychose die ZNS-Vaskulitis, die Optikusneuritis, eine Chorea minor und die transverse Myelitis. Insgesamt korrelieren neurologische Ereignisse mit Erhöhung der Cardiolipin AK.

Diagnostik

Eine unabdingbare Voraussetzung für die Einleitung diagnostischer Verfahren stellt die detaillierte Erhebung der Anamnese inklusive Familienanamnese und des klinischen Status dar. Es muss der Ausschluss anderer Erkrankungen (Malignome, Infektionen, Kollagenosen, Vaskulitiden) erfolgen. An Laborbefunden sollten ein Urinstatus, Blutbild, Differenzialblutbild, Entzündungsparameter (Blutkörperchensenkungsgeschwindigkeit (BSG), C-reaktives Protein (CRP)), Serumimmunglobuline, Leber- und Nierenwerte, Protein, Kreatinkinase erhoben werden. Komplement (CH50, C3 und C4) ist bei Diagnoseerhebung und im Therapieverlauf zu bestimmen. Bei Patienten mit Glomerulonephritis ist eine Normalisierung der Hypokomplementämie mit einer günstigen Prognose assoziiert. Der Nachweis verschiedener Auroantikörper ist entscheidend in der Diagnostik und in der Verlaufsbeurteilung des SLE. Diese reagieren gegen den Zellkern (antinukleäre Antikörper (ANA)), gegen Nukleosomen, gegen DNS und Histone, Ribosomen oder Phospholipidproteinkomplexe. Die Höhe des ANA-Titers korreliert nicht mit der klinischen Aktivität. ANA können auch bei Kindern nachgewiesen werden, die nicht erkrankt sind und auch keine Autoimmunopathie entwickeln. Für den SLE spezifisch sind Antikörper gegen native doppelsträngige DNS (ds-DNS), deren Ansteigen häufig mit einem Anstieg der Krankheitsaktivität korreliert. Die dsDNS-Ak sind für ein Monitoring der Krankheitsaktivität im intraindividuellen Vergleich geeignet. Die absolute Höhe der dsDNS-Ak besagt wenig über die Krankheitsaktivität.

SS-A Antikörper finden sich beim kutanen Lupus, bei einer Siccasymptomatik und einer Leukopenie sowie bei kardialen Manifestationen. Etwa 25 % der Kinder mit SLE haben Antikörper gegen das U1 Ribonuklein (U1-RNP), etwa 10 % das Smith Antigen (Sm). Phospholipidantikörper sind gegen Komplexe aus Phospholipiden und β-2-Glykoprotein gerichtet und sind mit rezidivierenden Thrombosen assoziiert. Möglicherweise etabliert sich die Telomeraseaktivität als Verlaufsparameter beim SLE (Tabelle 21). Bildgebende Verfahren komplettieren die Diagnostik. Der Einsatz der Computertomografie, Magnetresonanztomografie oder auch neuerer Verfahren wie der Positronenemissionstomografie (PET) oder der Singlephotonenemmissionscomputertomografie (SPECT) ist von den klinischen Manifestationen abhängig zu machen. Zur Bestimmung der optimalen diagnostischen Strategie ist ein interdisziplinäres Vorgehen erforderlich.

Differenzialdiagnosen des SLE

Die Differenzialdiagnose des SLE umfasst ein sehr weites Spektrum (Tabelle 22).

Tabelle 21 Diagnostik bei SLE

Anamnese
- ▶ Eigen- und Familienanamnese: Haut- und Mundschleimhautveränderungen, Raynaud-Syndrom, Photosensitivität, Gelenkbeschwerden, Müdigkeit, Fieber, Gewichtsverlust, Kopfschmerzen, neurologische Ausfälle

---

Labor
- ▶ BSG, CRP, Differenzialblutbild, Kreatinin, Harnstoff, Harnsäure, GOT, GPT, γGT, AP, LDH, CK, Gesamteiweiß, Elektrophorese
- ▶ Urinstatus und -**sediment,** Kreatinin-Clearance
- ▶ ANA-Titer und -muster, anti-dsDNS-AK, anti-ss DNS-AK, ENA), ANCA, Antiphospholipid-AK, C3(d), C4(d), CH50

Weitere interdisziplinäre Diagnostik
- ▶ Sonographie, Röntgenthorax
- ▶ EKG, Echo
- ▶ Augenkonsil
- ▶ Lungenfunktion
- ▶ MRT, EEG, ggf. Liquorpunktion
- ▶ Nierenbiopsie (bei Verdacht auf Nierenbeteiligung)

Tabelle 22 Relevante Differenzialdiagnosen des SLE

I. Andere Kollagenosen (Juvenile Dermatomyositis, Sclerodermien)
II. Entzündliche Arthropathien: insbesondere die systemische Verlaufsform der Juvenile idiopathischen Arthritis (JIA) (M. Still)
III. Akutes Rheumatisches Fieber
IV. Vaskulitiden
V. Sarkoidose
VI. Sjögren Syndrom
VII. M. Beçet
VIII. MCTD (Sharp Syndrom)
IX. Amyloidose
X. Immundefekte
XI. Chronic inflammatory disorders (Periodische Fieber-Syndrome)
XII. Malignome

Therapie

Zurzeit gibt es keine Heilung des SLE. Aber die große Mehrheit der Patienten mit SLE kann erfolgreich behandelt werden. Im wesentlichen kommen bei der medikamentösen Therapie des SLE Steroide und Immunsuppressiva zum Einsatz.

Die traditionelle immunsuppressive Therapie bei SLE erfolgt mit Azathioprin (2 mg/kg/d), Methotrexat (10 mg/m^2 Körperoberfläche und Woche) und Cyclosporin (3–5 mg/kg/d). Insbesondere bei leichten SLE Verläufen ist MTX zu favorisieren. Cyclosporin A reduziert die Proteinurie, birgt jedoch die Gefahr der Nephrotixizität. Sonst kommt bei Nierenbeteiligung oder schweren Organmanifestationen Cyclophosphamid zum Einsatz. Die Patienten erhalten monatlich einen intravenösen Cyclophosphamid-Stoß (500(–1.000) mg/m^2) über einen Zeitraum von 6 Monaten. Eine optimale Wirkung wird erzielt, wenn die Leukozyten im peripheren Blutbild vorübergehend unter 3.000/mm^3 sinken. Andererseits muss die Dosis bei bereits bestehender Niereninsuffizienz zur Verringerung der Toxizität um 30–50 % reduziert werden. Das onkogene Potential und das Risiko der Infertilität sind bei einer Cyclophosphamidtherapie abzuwägen.

Azathioprin und Mycophenolatmofetil (MMF 900–1250 mg/m^2) sind eine Alternative. MMF ist der Hemmer der Inosinmonophosphatdehydrogenase und somit der Purinsynthese und führt somit zu einer Suppression der T- und B-Zell Proliferation. Für MMF liegen bei Erwachsenen erste vielversprechende Ergebnisse vor. Auch bei Kindern mit SLE Nephritis, indbesondere mit membranöser Verlaufsform, hat sich MMF als Option für Therapieversager erwiesen. MMF sollte nach einer Induktionsphase mit Cyclophosphamid eine gute Alternative zur Langzeitbehandlung mit Cyclophosphamid bei SLE Nephritis und zu Azathioprin bei leichteren Verläufen des SLE darstellen.

Für eine Therapie mit anti CD20 (Rituximab) liegen erste vielversprechende Berichte bei therapierefraktärem SLE vor. Der monoklonale Antikörper richtet sich gegen CD20 und eliminiert so die in der Pathogenese des SLE mitwirkenden B-Zellen und auch ihre Vorläufer. Patienten zeigen eine deutliche Besserung der Krankheitsaktivität. Der Titer der ds-DNS ist davon nicht betroffen.

Behandlungen mit Antikörpern gegen CD40L und Interleukin 10 sowie eine anti TNF α-Therapie wären weitere therapeutische Alternativen deren Effizienz durch Studien zu belegen ist. Als therapeutische Alternative steht künftig möglicherweise Anakinra, ein IL1 Rezeptor Antikörper, zur Verfügung. Abetimus ist ein anti ds-DNS Antikörper, der die ds-DNS Bildung durch die B-zellen zusätzlich suprimiert und somit einen Hauptagressor beim SLE ausschalten könnte. Plasmapherese und die autologe Stammzelltransplantation sind ultimae rationes.

Auch nach erreichter Remission kann es allerdings jederzeit wieder zu einem neuen Schub kommen. Mögliche Auslöser sind alle Situationen, die mit starkem „immunologischen Stress" verbunden sind. Zu meiden sind deshalb intensive Sonneneinstrahlung, intensive UV-Strahlung, extreme Klimawechsel, außergewöhnlich körperliche Belastungen und psychische oder soziale Belastungssituationen. Problematisch kann auch eine Schwangerschaft sein. Mit den therapeutischen Maßnahmen wurde bei Kindern inzwischen eine 5-Jahresüberlebensrate von über 90 % erreicht. Die Therapie basiert insgesamt auf einer exakten Diagnostik der Schwere und Ausdehnung der Erkrankung. Es ist entscheidend, die Intensität der Therapie mit ihren Nebenwirkungen abzuwägen. Grundsätzlich gehört eine Patientin/ein Patient mit systemischem Lupus erythematodes in die Behandlung eines Pädiatrischen Zentrums, wo die interdisziplinäre Betreuung durch Kinderrheumatologen, Kindernephrologen, Neuropädiater, Kardiologen und Radiologen, Physiotherapeuten, Ergotherapeuten, Psychologen und Sozialarbeiter erfolgen kann. Eine gute Information der Kinder, Jugendlichen und ihrer Eltern ist wesentlich für das Verständnis der Erkrankung. Deshalb sind gute Schulungsmaßnahmen wichtig für die Compliance und den Therapieerfolg.

V Juvenile Dermatomyositis

Ch. Huemer

Definition

Die juvenile Dermatomyositis ist eine entzündliche Multisystemerkrankung, die neben der quergestreiften Muskulatur und der Haut auch andere Organe betreffen kann. Die juvenile Dermatomyositis ist keine paraneoplastische Erkrankung, während man bei der Dermatomyositis des Erwachsenen nach einem auslösenden Tumor suchen muss. Die beim Erwachsenen häufigere Polymyositis, bei der die entzündlichen Hautveränderungen fehlen, ist im Kindesalter sehr selten.

Häufigkeit

Die Inzidenz liegt bei 0,4 pro 100.000 Kinder, der Häufigkeitsgipfel zwischen 6 und 12 Jahren. Die Abnahme der Häufigkeit nach dem 15. Lebensjahr ist nicht mit einer Zunahme der Erkrankung in Statistiken erwachsener Patienten gepaart und zeigt, dass die juvenile Dermatomyositis eine genuine Erkrankung des Kindesalters ist. Die Erkrankung tritt häufiger bei Mädchen als bei Jungen auf (3:2). Geographische oder rassische Unterschiede konnten bisher nicht gefunden werden.

Ätiologie und Pathogenese

Die Ursache der juvenilen Dermatomyositis ist unbekannt. Eine ätiologische Rolle von Viren, z. B. Coxsackie- oder Influenzaviren, die ein der Polymyositis ähnliches Bild hervorrufen können, konnte nicht bestätigt werden. Vermutlich handelt es sich um eine Autoimmunerkrankung, die zu einer nekrotisierenden Vaskulitis der kleinen Gefäße in quergestreiftem Muskel, Haut und Gastrointestinaltrakt führt. Das Ausmaß der Vaskulitis und nachfolgende Infarkte sind mit der Schwere der Erkrankung assoziiert. Die charakteristische mikroskopische Läsion ist die überwiegend perivaskuläre lymphozytäre Infiltration von Muskel und Haut.

Das entzündliche Infiltrat findet sich besonders in den Muskelsepten; es ist häufig nur spärlich zu erkennen und fokal sehr ungleichmäßig verteilt. Nach längerer Krankheitsdauer überwiegen die reparativen und degenerativen Veränderungen mit Ersatz der Muskulatur durch Bindegewebe und Fett. Gelegentlich besteht eine Assoziation mit Hypogammaglobulinämie, IgA-Mangel und Komplementdefekt des C2. Neben zirkulierenden und in Gefäßen abgelagerten Immunkomplexen finden sich autoreaktive und muskelzytotoxische Lymphozyten. Eine Assoziation mit dem HLA-Haplotyp B8/DR3 konnte nicht bestätigt werden. Selten wurde ein familiäres Vorkommen der Erkrankung beschrieben.

Anamnese

Die juvenile Dermatomyositis beginnt mit allgemeinem Krankheitsgefühl, proximaler muskulärer Schwäche, leichter Ermüdbarkeit, Fieber und Hautausschlag. Dabei gibt es in der zeitlichen Aufeinanderfolge und der Ausprägung der einzelnen Symptome große Variabilität. Meist ist der Beginn schleichend über mehrere Wochen, seltener akut. Retrospektiv ist der Beginn wegen der uncharakteristischen Symptome oft wesentlich früher anzusetzen als zunächst berichtet. Die Eltern beobachten Unlust, Reizbarkeit, mangelnden Appetit und Verlust motorischer Fähigkeiten. Fast immer betrifft die Schwäche die Hüftgürtelmuskulatur, gefolgt vom Schultergürtel, der Nacken- und der Schlundmuskulatur. Letzteres kann zu Dysphagie und Änderung der Essgewohnheiten führen.

Die große Variabilität der Symptome, die scheinbar nicht zusammengehörenden Beschwerden und die psychische Beeinträchtigung der Kinder führen nicht selten zur Vermutung seelischer Ursachen und damit zu psychotherapeutischen Behandlungsversuchen.

Klinischer Befund

Bei der physikalischen Untersuchung fällt die Schwäche der Muskulatur eventuell schon dadurch auf, dass die Kinder nicht auf die Untersuchungsliege klettern können, was zusammen mit dem missmutigen Gesichtsausdruck als mangelnde Kooperationsbereitschaft missdeutet werden kann. Die Muskulatur ist oft druckschmerzhaft. Die Kraftminderung zeigt sich im positiven GOWERS-Zeichen, Problemen beim Treppensteigen und der Unfähigkeit, den Kopf aus der Horizontale zu heben.

Wichtig zur Verlaufsbeurteilung ist die formale Messung der Muskelkraft in Schweregraden von 0/5 (keine Muskelkontraktion) bis 5/5 (normale Kraft mit Bewegung gegen starken Widerstand). Allerdings erfordert die Messung der

Muskelkraft die Mitarbeit des Patienten, die durch Muskelschmerzen, Unlust, Reizbarkeit und junges Alter des Kindes beeinträchtigt sein kann.

Beim Befall der Schlundmuskulatur kommt es zu Schluckstörungen, Räuspern und Sprachauffälligkeiten mit der Gefahr einer Aspiration. Bei schwerem Verlauf können auch die periphere oder die Atemmuskulatur betroffen sein. Nicht selten kommen auch Arthralgien oder milde Arthritiden, meist der großen Gelenke, vor, die Kontrakturen sind aber meist muskulär und nicht artikulär bedingt.

0/5: KeineKontraktilität sicht- oder tastbar
1/5: Keine aktive Bewegung
2/5: Aktive Bewegung unter Ausschaltung der Schwerkraft
3/5: Aktive Bewegung gegen die Schwerkraft
4/5: Aktive Bewegung gegen wenig Widerstand
5/5: Normale Muskelkraft

In voller Ausprägung sind die Hauterscheinungen, die der Muskelschwäche oft einige Tage bis Wochen folgen, pathognomonisch. Neben einem fleckigen Erythem des Gesichtes und einem periorbitalen Ödem findet sich eine violette Verfärbung und Schwellung der Oberlider besonders am freien Rand, wo auch ektatische Gefäße sichtbar sein können.

Über den Streckseiten der Gelenke, besonders charakteristisch als GOTTRON-Zeichen über den Metakarpophalangeal- und den proximalen Interphalangealgelenken findet sich ein schuppendes Erythem mit Atrophie oder Verdickung der Haut. Bei mikroskopischer Betrachtung zeigt das Nagelbett Teleangiektasien. Oft besteht eine Photosensitivität. Schwere Hautveränderungen oder die Mundschleimhaut können ulzerieren.

Bei viszeraler Vaskulitits kann es zur Angina abdominalis mit Perforation kommen. Weitere mögliche Veränderungen sind Myokarditis, arterielle Hypertension, Lipoatrophie, RAYNAUD-Phänomen, restriktive Ventilationsstörung, Hämaturie, Hepatosplenomegalie, Lymphadenopathie und Retinitis.

Im Verlauf der Erkrankung entwickeln bis zu 50 % der Kinder eine Kalzinose, die Ablagerung von Verkalkungen in Subkutis oder Muskel, besonders bei schwerem Befall und nach längerer Dauer. Die Verkalkungen können flächenhaft als subkutanes Exoskelett eine erhebliche Bewegungseinschränkung bewirken oder als tumoröse Knoten zur Ulzeration der Haut und zur schmerzhaften Kalkabsonderung führen.

Laborbefunde

Die Myositis äußert sich in einer Erhöhung muskelständiger Enzyme im Serum (CK, GOT, LDH und Aldolase). Hat die Erkrankung bereits längere Zeit bestanden, kann die Muskelenzymerhöhung fehlen, möglicherweise gibt es auch schleichende Verläufe mit völligem Fehlen erhöhter Muskelenzyme. Im Verlauf unter Therapie sind nur ein Rückgang ehemals erhöhter Werte oder ein erneuter Anstieg verwertbar. Unauffällige Muskelenzymbestimmungen schließen ein Versagen der Therapie oder einen Rückfall nicht aus.

Etwa die Hälfte der betroffenen Kinder hat eine Erhöhung der antinukleären Antikörper; die Bestimmung von „muskelspezifischen" Antikörpern (wie anti-Jo1, anti-Ku oder anti-PM1) hilft in der Diagnostik nicht, ist ohne therapeutische Konsequenz und hat bisher keine gesicherte prognostische Bedeutung. Entzündungswerte, wie BSG und C-reaktives Protein, können erhöht sein.

Apparative Untersuchungen

Im Elektromyogramm findet sich bei typischem Verlauf ein myopathisches Muster. Da die Untersuchung schmerzhaft ist und die Mitarbeit des Patienten erfordert, ist sie im Kindesalter oft nicht aussagefähig. Möglicherweise ist das Elektromyogramm auch unabhängig von methodischen Problemen – besonders bei längerem schwelendem Verlauf – unauffällig oder zum Untersuchungszeitpunkt unauffällig geworden.

Unter den bildgebenden Verfahren hat die Kernspintomographie die größte Bedeutung. In den T2-gewichteten Sequenzen kommt die Entzündung der Muskulatur als Ödem mit vermehrtem Signal zur Darstellung, während die T1-gewichteten Sequenzen unauffällig sind. Eventuell sind zur Differenzierung auch Sequenzen mit Fettsuppression notwendig.

Im Ultraschall findet sich eine erhöhte Echogenität der Muskulatur. Allerdings ist die Eichung der Echogenität z. B. an der Leber, nicht betroffener Muskulatur des Patienten oder an der Muskulatur eines gesunden gleichaltrigen Kindes problematisch. Der Befall der Schlundmuskulatur kann im Bariumbreischluck objektiviert werden; szintigraphische Methoden bedürfen spezieller Erfahrung. Verkalkungen können mit konventionellem Röntgen auch im Verlauf dargestellt werden.

Die Muskelbiopsie kann offen oder als Stanze durchgeführt werden. Wegen des ungleichmäßigen Befalls auch innerhalb eines Muskels mit scheckiger Verteilung entzündeter und unauffälliger Partien kann es sinnvoll sein, die offene Biopsie der Stanzbiopsie vorzuziehen, obwohl eine Allgemeinnarkose notwendig ist und eine Narbe zurückbleibt. Der Substanzverlust der Muskulatur durch die Biopsie ist im Prädilektionsalter der juvenilen Dermatomyositis zu vernachlässigen. Eventuell kann es sinnvoll sein, eine günstige Stelle für eine Biopsie, z.b. die Quadrizepsmuskulatur, in der Kernspintomographie darzustellen und die Biopsie an Stellen erhöhter Signalintensität durchzuführen. Da das Einstechen von Nadeln bei der Elektromyographie zu einer Entzündung der Muskulatur führen kann, dürfen Muskeln, von denen ein Elektromyogramm abgeleitet wurde, nicht mit Kernspintomographie und/oder Biopsie untersucht werden.

Diagnose

Die Kombination von charakteristischen Hauterscheinungen und proximaler Muskelschwäche kann zu einer Blickdiagnose führen. Wegen der erheblichen therapeutischen Konsequenzen sollte eine Bestätigung der Myositis angestrebt werden. Als Kriterien gelten eine Erhöhung muskelständiger Enzyme, ein myopathisches Muster im Elektromyogramm und eine lymphozytäre Infiltration in der Muskelbiopsie.

Traditionell hat man 2 dieser 3 Kriterien zusammen mit einer Schwäche der proximalen Muskulatur zum Nachweis der Myositis gefordert, was oft zur Notwendigkeit einer Biopsie als „Goldstandard" führt. Mit Einführung der Kernspintomographie ist ein weiteres objektives Kriterium zur Darstellung der Myositis hinzugekommen.

Bei klassischem Verlauf ist eine Muskelbiopsie nicht unbedingt notwendig. Es empfiehlt sich aber, den Nachweis der Myositis mit mindestens 2 der 4 Kriterien (Muskelenzyme, Elektromyogramm, Biopsie, Kernspintomographie) zu führen.

Wird die Diagnose nicht frühzeitig gestellt oder die Erkrankung nicht konsequent behandelt, kann nach längerem schwelenden Verlauf die Biopsie die einzige Möglichkeit sein, die Myositis nachzuweisen. Vermutlich ist dann aber auch die Kernspintomographie aussagekräftig, wenn moderne Verfahren dazu genutzt werden. Bei initial schleichendem Beginn und Fehlen bedrohlicher Zeichen kann eine kurze Phase der Beobachtung sinnvoll sein.

Differenzialdiagnose

Verschiedene neuromuskuläre Erkrankungen müssen bei Fehlen der charakteristischen Hauterscheinungen ausgeschlossen werden; Poliomyelitis, GUILLAIN-BARRE-Syndrom, Myasthenia gravis, Muskeldystrophie. Infektionserreger können eine transiente Myositis auslösen, die initial der juvenilen Dermatomyositis ähneln kann. Bei Infektion mit Influenzaviren sind die allgemeinen Muskelschmerzen während der fieberhaften Akutphase abzugrenzen von einer echten Myositis während der Rekonvaleszenz mit spontan und auf Druck schmerzhafter Muskulatur vor allem der Waden. Die Muskelenzyme sind erhöht, die Symptome verschwinden nach wenigen Tagen.

Andere Infektionserreger, die eine Myositis bewirken können, sind Coxsackie-B-Viren (Pleurodynie mit Befall der Muskulatur von Thorax und Abdomen), Toxoplasma, Trichinella, Schistosoma und Trypanosoma. Die letzteren 3 Erreger können nur bei spezieller Exposition erworben werden. Die bakterielle Pyomyositis wird durch Staphylokokkus aureus, selten auch durch Streptokokken, Pneumokokken oder grammnegative Keime hervorgerufen. Der Muskelabszess bildet sich nach einem Muskeltrauma, unter schlechten hygienischen Bedingungen („tropische Pyomyositis") oder ohne erkennbare Risikofaktoren. Nicht selten sind in der Tiefe gelegene Muskelpartien an Hüfte, Becken oder Schultergürtel betroffen.

Die Diagnose „Pyomyositis" wird mit bildgebenden Verfahren wie Ultraschall und besonders Kernspintomographie gestellt, die auch die Abgrenzung von Osteomyelitis und Arthritis erlaubt. Die Therapie ist chirurgisch und antibiotisch.

Die Myositis ossificans progressiva (progressive ossifizierende Fibrodysplasie) ist eine sehr seltene Erkrankung mit Entzündung von Muskel und Faszie mit nachfolgender Fibrose und Verkalkung. Großzehe und Daumen können konnatal verkürzt sein, das Kinn fliehend. Die Erkrankung fällt zunächst durch eine unerklärte Gelenkkontraktur auf und schreitet langsam mit Verbesserungen und Exazerbationen fort zu eventuell schwerer Einschränkung der Gelenkbeweglichkeit und Behinderung. Die Diagnose wird meist erst gestellt, wenn radiologisch Verkalkungen oder Ossifikationen sichtbar werden. Außer symptomatischen Maßnahmen ist keine Therapie bekannt.

Geht der Organbefall bei Patienten mit juveniler Dermatomyositis über Haut und Muskulatur hinaus, ist auch an die Möglichkeit zu denken, dass zusätzlich Manifestationen des systemischen Lupus erythematodes oder der systemischen Sklerose vorliegen können („Overlapsymptomatik"). Bei diesen Patienten werden dann eventuell solche zusätzlichen Manifestationen prognosebestimmend.

Standardtherapie

Es gibt keine kurative Behandlung der juvenilen Dermatomyositis, aber durch Unterdrückung der Entzündung können Muskelabbau, Bewegungseinschränkung, Behinderung und tödliche Komplikationen verhindert werden. In der akuten Phase sind eventuell Nasensondenernährung, Respiratorbeatmung oder eine chirurgische Behandlung gastrointestinaler Komplikationen notwendig. Der Patient und/oder die Eltern sind über die chronische Natur der Erkrankung und die Behandlungsmöglichkeiten aufzuklären.

Die physikalische Behandlung hat zunächst das Ziel, den Bewegungsumfang zu erhalten. Erst nach Abklingen der Entzündung sind Übungen zur Wiedergewinnung des vollen Bewegungsumfangs und Kräftigung der Muskulatur möglich. Die lokale Therapie besteht in Hautschutz und Sonnencremes mit hohem Lichtschutzfaktor, nicht jedoch in topischen Steroiden.

Mit der Gabe systemischer Steroide sind bis zu 80 % der juvenilen Dermatomysitiden zu beherrschen. Man beginnt die Therapie mit Prednison mit 2 mg/kg KG in 3 täglichen Dosen, nach 4 Wochen kann man meist auf 1 mg/kg zurückgehen. Je nach Ansprechen auf die Therapie oder Zeichen erneuter Entzündung wird die Prednisondosis weiter vermindert. Man titriert die gerade noch wirksame Dosis.

Die Therapiedauer ist mit mehreren Jahren anzusetzen, kann jedoch – je nach Schwere der Erkrankung – erheblich kürzer oder länger sein. Bei sehr leichter Ausprägung kann initial auch die Gabe von 1 mg/kg KG Prednison ausreichend sein. Wegen der Seltenheit der Erkrankung und der zur Zeit einem raschen Wandel unterworfenen Therapieschemata empfiehlt es sich, die Therapie mit einem speziell erfahrenen pädiatrischen Zentrum abzusprechen.

Weitere Therapieoptionen

Bei Versagen der oralen Steroide kann Prednison bei Verdacht auf vaskulitische Veränderungen des Darms auch parenteral versucht werden. Wegen der erheblichen Nebenwirkungen der lang dauernden systemischen Steroidtherapie hat man nach Alternativen gesucht. Die Steroidpulstherapie (20 mg/kg Methylprednisolon i. v. über 2 Stunden unter Monitorkontrolle an 3 aufeinander folgenden Tagen) oder die Gabe von Immunglobulinen (2 g/kg i. v. alle 4 Wochen, eventuell Verteilung der Dosis auf 2 oder mehr Tage) können zur Reduktion der oralen Steroiddosis und damit der Steoridtoxizität beitragen.

Immunglobuline sollten nicht als alleinige Initialtherapie eingesetzt werden, da bis zum möglichen Ansprechen dieser Therapie nach einigen Monaten wertvolle Zeit verloren gegangen sein kann: In dieser Zeit kann es zu Verkalkungen oder anderen Komplikationen kommen, die bei Anwendung der rasch wirksamen Steroidtherapie hätten vermieden werden können. Immunglobuline können aber besonders die Hautveränderungen positiv beeinflussen.

In einem neueren Therapieprotokoll wurden die Steroidpulstherapie in den Wochen 1, 2, 4, 7 und dann alle 4 Wochen mit einer täglichen niedrigen oralen Steroiddosis (Prednison 0,2 mg/kg KG/d) unter der CUSHING-Schwelle zur Verminderung der Steroidtoxizität erfolgreich kombiniert (4). Hydroxychloroquin (6 mg/kg KG/d) kann zur Besserung der Dermatitis führen.

Bei Versagen der systemischen Steroide oder starker Toxizität sind zytotoxische Medikamente indiziert: Methotrexat (15 mg/m2 oral einmal pro Woche), Azathioprin (2 mg/kg KG/d) oder Cyclosporin (2,5–5 mg/kg KG/d). Wegen der geringen Toxizität und bisher nicht bekannter Sekundärmalignome sollte zunächst ein Therapieversuch mit Methotrexat unternommen werden. Der Wirkungseintritt ist innerhalb von 2–3 Monaten zu erwarten. Es können auch höhere Dosen bis 30 mg/m2/Woche eingesetzt werden, dann allerdings parenteral. Obwohl parenterales Methotrexat nur für die i. v. oder i. m. Injektion zugelassen ist, empfiehlt sich die s. c. Applikation, da diese vom Patienten selbst oder seinen Eltern verabreicht werden kann, weniger Komplikationen aufweist und weniger schmerzhaft ist; allerdings müssen die Eltern über die rechtlich gesehen experimentelle Art dieser Applikation aufgeklärt werden und hierin einwilligen. Wollen die Eltern die Applikation selbst vornehmen, müssen sie über den Umgang mit einem Zytostatikum und die möglichen Folgen aufgeklärt werden.

Es gibt keine anerkannte Therapie der Kalzinose: Bevor man experimentelle Therapieprotokolle versucht, sollte die Myositis beherrscht sein. Oft kommt es zur Rückbildung von Verkalkungen, wenn die Entzündung nach Monaten und Jahren mit eventuell ineffektiver oder inkonsequenter Therapie unterdrückt ist.

Therapieüberwachung

Die Bestimmung der Entzündungsaktivität der Erkrankung und besonders der Muskulatur kann im Verlauf sehr schwierig sein. Es gibt bisher keine anerkannten Kriterien der Besserung. Ziel muss die komplette Unterdrückung der Entzündung sein, was sich in der Verbesserung der Muskelkraft und im Verschwinden der Druckschmerzhaftigkeit der Muskulatur äußert. Die klinische Untersuchung mit Messung der Muskelkraft ist abhängig von der Erfahrung des Untersuchers und weist erhebliche Unterschiede zwischen verschiedenen Untersuchern zum gleichen Zeitpunkt auf, weshalb im Verlauf immer vom gleichen Untersucher gemessen werden sollte.

Laborwerte helfen wenig bei der Bestimmung der Entzündungsaktivität. Die Kernspintomographie bildet noch bestehende Entzündungen ab, hinkt aber der klinischen Besserung nach, sodass sie nur den Verlauf vieler Monate dokumentieren kann. Angesichts dieser Unsicherheit der Bestimmung des Ausmaßes der aktuellen Entzündungsaktivität bedarf die Überwachung der Therapie der Erfahrung, der Geduld und der Konstanz über viele Monate. Wichtig ist es, die Compliance zu erhalten und Eltern und Patient immer neu zu motivieren.

Prognose

Vor Einführung der Steroide in die Therapie der juvenilen Dermatomyositis starben etwa 1/3 Patienten, 1/3 überlebte mit teilweise starker Behinderung und bei 1/3 heilte die Krankheit aus. Es werden monozyklische Verläufe mit gutem Ansprechen auf die Steroidtherapie und guter Prognose und chronische Verläufe mit und ohne Ulzerationen der Haut und des Gastrointestinaltraktes beschrieben. Die chronischen Formen zeigen kein oder nur ein vorübergehendes Ansprechen auf die Steroidtherapie und können zu Kalzinose und schwerer Behinderung führen.

Diese Unterscheidung stammt jedoch aus der Zeit vor Einführung zytotoxischer Medikamente in die Therapie. Heute sterben nur noch wenige Kinder an der Erkrankung, und bis zu 80 % der Kinder haben ein unauffälliges oder gutes funktionelles Ergebnis der oft mehrjährigen Behandlung.

Komplikationen unter der Behandlung können kalzipenische Frakturen oder opportunistische Infektionen sein. Leichte Kontrakturen und Residuen der Dermatitis finden sich bei bis zu 1/4 der Patienten. Faktoren, die die Prognose beeinträchtigen können, sind: ausgedehnte Muskelschwäche, kutane Vaskulitis mit Ulzeration, gastrointestinale Ulzeration, in der Biopsie Muskelinfarkte als Folge der Vaskulitis, später Therapiebeginn, zu niedrig dosierte oder zu kurz applizierte Steroide, schlechtes Ansprechen auf die initiale Steroidtherapie, schlechte Compliance.

Die Prognose der Kalzinose ist ungewiss und abhängig vom Ausmaß.

VI   Sklerodermie und Mischkollagenosen

W. Emminger

VI.1   Sklerodermie

Die Krankheit – übersetzt „harte Haut" – ist im Kindesalter sehr selten. Die Haut ist verdickt. Kollagen vermehrt abgelagert. Unter 8 Jahren erkranken mehr Mädchen, über 8 Jahren ist die Geschlechtsverteilung gleich.

Die juvenile lokalisierte Sklerodermie

Juvenile lokalisierte Sklerodermie: die Fibrose ist auf Haut, Unterhaut und/oder Muskel beschränkt. Die frühen Läsionen, leicht juckend, sind rötlich. Es tritt kein Raynaud's Syndrom auf. Die Prävalenz ist 0,2–0,4/100.000.

Die **lineare Sklerodermie** ist mit 65 % unter den juvenilen lokalisierten Sklerodermien die häufigste Unterform. Sie betrifft Haut und Unterhautgewebe, Muskeln, Knochen mit konsekutiven funktionellen und kosmetischen Problemen. Schwere Atrophien der Extremitäten und Deformitäten können die Folge sein. Wird ein Gelenk überschritten, kommt es häufig zu Kontrakturen, ist die knöcherne Wachstumszone involviert kommt es zu Längendifferenzen zwischen den Exremitäten.

Etwa die Hälfte der PatientInnen haben Läsionen an Stamm und Extremitäten, 41 % haben einseitige Herde, 11 % beidseitige Herde und 2 % am Bauch oder Stamm.

23 % weisen einen Gesichtsbefall auf. Augen und Gehirn können beteiligt sein. Die Störung kann mit Plaque- und generalisierter Morphea kombiniert sein.

Die tiefe Morphea weist Ödeme und diffus schmerzhafte Areale meist proximal der Hände und Füße auf. Die Blutsenkungsgeschwindigkeit ist erhöht, im Blutbild und in Biopsien finden sich vermehrt eosinophile Granulozyten.

Morphea erscheint als fleckförmiger Herdbefund, im Zentrum weißlich, der lila Rand weist auf eine aktive Entzündung hin. Sie tritt zu etwa 26 % auf, häufig am Rumpf.

Die **generalisierte Morphea** ist mit 7 % und die **tiefe Morphea** mit 2 % extrem selten.

121

Im Gesicht oder an der Kopfhaut spricht man von „**en coup de sabre**" – eine Schwertwunde, bei Befall einer Gesichtsseite spricht man von **Parry-Romberg hemifazialer Atrophie.**

Der Verlauf der lokalisierten Sklerodermie ist nicht vorhersehbar. In der Regel persistiert die Krankheit für 5–6 Jahre, Reaktivierungen kommen vor.

Lokalisierte Plaques werden oft mit topischen Steroiden, manchmal mit UV A Bestrahlung therapiert. Sie können auch ohne Therapie schwinden.

Etwas 1/4 von 750 Kindern und Jugendlichen mit lokalisierter Sklerodermie hatten eine extrakutane Beteiligung, also trotz des Ausdrucks einer lokalisierten Erkrankung Zeichen einer systemischen autoimmunen Entzündung.

In absteigender Reihenfolge waren betroffen: Gelenke bei 47,2 %, Neurologie bei 17,1 %, Gefäße bei 0,3 %, Augen bei 8,3 %, Magen-Darmtrakt bei 6,2 %, Atemwege bei 2,6 %, Herz bei 1 % und Nieren bei 1 %. Diese Entzündungen werden aggressiver therapiert. Der Übergang in eine systemische Sklerodermie ist extrem niedrig. Etwa 15 % haben einen Mischtyp.

Therapie: die bei weitem am meisten eingesetzte Therapie ist niedrig dosiertes **Methotrexat.** Cyclosporin A, Azathioprin, Cyclophosphamid und Mykophenolat Mofetil sind selten eingesetzt. Topisch wird Cortison appliziert, aber auch oral und parenteral.

D-Penicillin wird kaum mehr eingesetzt. Mit Psoralen UVA Therapie gibt es kaum Erfahrungen bei Kindern.

Gute Erfahrung besteht mit **oralen Steroiden** (Prednisolon 0,6 mg/kg +/– 0,34 mg/kg tgl, über 13 +/– 5 Monate), gefolgt von oralem **Methotrexat** mit 12,4 +/– 4,3 mg/m^2 als Einmaldosis pro Woche zur Remissionserhaltung. Bei einem Schub der Entzündung spielt intravenöses **Methylprednisolon** eine Rolle.

Auch **Methylprednisolonpulstherapie** mit 1 g täglich an drei Tagen alle 4 Wochen durch 6 Monate **kombiniert mit 15 mg wöchentlichem Methotrexat** war bei Erwachsenen mit lokalisierter Sklerodermie gut wirksam. Bei Kindern ist kein Vorteil der Methylprednisolonpulsgabe dokumentiert.

Steroide induzieren ein rasches Ansprechen der Entzündung und sind nicht ersetzbar. Die Dauertherapie mit Methotrexat sollte mindestens 2 Jahre durchgeführt werden. Nach Absetzen sollten engmaschige Kontrollen mit Fahnden nach neuerlicher Aktivität durchgeführt werden.

Supportiv spielen H2 Antagonisten, Antiepileptika, topische Salben, topisches Vitamin D und Augentropfen eine Rolle.

Die systemische Sklerodermie

Die systemische Sklerodermie ist weit seltener mit einer Inzidenz von 2–10/ 1 Million/Jahr, davon erkranken etwa 10 % vor dem 18. Lebensjahr. Häufig liegt ein Raynaud Phänomen vor mit Blässe durch Gefäßspasmus, dann bläuliche Verfärbung und dann Rötung, hervorgerufen durch Wiederdurchblutung.

Die systemische Sklerodermie zeigt Verhärtungen/Verdickungen/Sklerosierungen der Haut proximal der Finger, oft Substanzverlust der distalen Fingerstrukturen und eine eventuell bestehende Lungenfibrose. Zusätzlich wird bei Raynaud Phänomen eine Untersuchung der Nagelfalzkapillaren mit Nagelfalzvideokapillaroskopie durchgeführt, die Erweiterungen oder Verlust von Kapillaren zeigen kann. Zusätzliche Komplikationen sind Kontrakturen der Haut und der Gelenke und eine Gefäßverschlusssymptomatik mit Hautnekrosen.

Das initial vorhanden Ödem wird langsam über die Monate durch Fibrose ersetzt.

Die systemische Sklerose kann den Magen-Darm-Trakt (gastroösophagealer Reflux, Ösophagusmotilitätsstörung), das Herz (AV-Block, Perikarderguss, Herzversagen) und die Nieren involvieren.

Die Therapie ist organbezogen symptomatisch und will das Forschreiten der Fibrose hemmen.

Die systemische Sklerose betrifft mehr das weibliche Geschlecht. Sie kann diffus kutan und begrenzt kutan sein. In den USA steigt die Mortalität an systemischer Sklerodermie in den letzten 20 Jahren an, dies v. a. bei Frauen und trotz besserer Überlebensdauer nach Diagnose und Einleiten einer Therapie. Dies weist auf eine steigende Inzidenz der Erkrankung hin.

Bei Kindern und Jugendlichen zeigte eine Untersuchung vieler internationaler Zentren an insgesamt 153 Patienten das Raynaud Phänomen als häufigstes Symptom, gefolgt von Hautverhärtung (75 %) und Muskelschwäche. Wenn innere Organe betroffen waren, so waren dies die Lungen und der Magen-Darmtrakt. Im Blut werden häufig positive Antinukleäre Antikörper gefunden werden (ANA), selten Anti-topoisomerase I Antikörper (Scl-70), Anticentromerantikörper, Anti-ds-DNA Antikörper, Antikardiolipinantikörper und positive Rheumafaktoren.

Im Vergleich zu Erwachsenen verläuft die Erkrankung bei Kindern und Jugendlichen in der Regel weniger schwer, mit geringerem Befall der inneren Organe und mit weniger immunologischen Auffälligkeiten bei den Blutuntersuchungen.

Diffuse systemische Sklerodermie. Sie kündigt sich mit Gelenkschmerzen, ev einem Raynaud Phänomen (Schmerzen und Blässe, bläuliche dann rote Finger in Kälte) an. Anschließend entstehen Fibrosen von den Fingern und

Zehen nach proximal ziehend, über Ellbogen und Kniegelenke, ev. bis zum Stamm. Krepitieren der Gelenke wird gefolgt von Kontrakturen. Nach aktiver Entzündung entwickelt sich über Wochen bis Monate die fibrotische Phase. Danach entsteht eine Besserung bis Remission.

Die inneren Organe werden meist in den ersten 3 Jahren betroffen. Gefürchtet ist die Lungenbeteiligung mit Lungenfibrose. Nach den ersten 4 Jahren stabilisiert sich die Krankheit.

Limitierte systemische Sklerodermie. Diese zeigt einen benigneren Verlauf. Die Hautbeteiligung kann auch nur die Finger betreffen (Sclerodaktylie) und geht nicht über den Ellbogen oder die Kniegelenke stammwärts. Es besteht die Gefahr von digitalen Geschwüren und Nekrosen. Es entwickeln sich Teleangiektasien. Es kann zu einer Calcinose kommen.

Eine meist gute Prognose hat das CREST Syndrom bestehend aus subkutaner Calcinose, Raynaud Syndrom, Esophagusperistaltikstörung, Sklerodaktylie und Teleangiektasien.

Eine isolierte pulmonale Hypertension kann sich bei etwa 15 % der limitierten kutanen Sklerose entwickeln mit schlechtem Verlauf. Häufig sind Anticentromer Antikörper positiv.

Im Labor hinweisend sind anti-Centromer Antikörper, anti-topoisomerase 1 Antikörper (Scl 70).

VI.2 Mischkollagenosen

Der Name beschreibt das Vorliegen einer gemischten Bindegewebskrankheit. Leitsymptome sind Haut- und Fingerschwellungen, das Raynaud Phänomen, eine Polyarthritis, Myositis, Speiseröhrenhypomotilität, sklerodermiforme Hautveränderungen und eine sich schleichend entwickelnde pulmonale Hypertonie (5 %). Im Serum finden sich sehr hohe U1-RNP-Antikörper. Die genaue Prävalenz ist nicht bekannt.

Es bestehen Ähnlichkeiten mit systemischem Lupus erythematodes und der Sklerodermie. Die Antikörper sind gegen ein 68-kd-Protein gerichtet, der Schluss ist der Zelltod, die Apoptose. Der Diagnose gehen oft Symptome voran wie Müdigkeit, Gewichtsabnahme, subfebrile Temperaturen. Oft liegt eine symmetrische Polyarthritis vor, meist der kleinen Gelenke. Muskelschwäche ist häufig. In der Mundhöhle können Aphthen auftreten, oft liegen trockene Schleimhäute vor. Herz und Lunge können betroffen sein. Komplikationen von Seiten des Gehirns sind seltener als bei systemischem Lupus erythematodes.

Im Blut findet sich eine durch Stimulation der B-Lymphozyten bedingte Vermehrung von Immunglobulinen und oft eine Erhöhung der IgM-

Rheumafaktoren. Die T-Lymphozyten dürften eine größere Rolle in der Pathogenese spielen als bisher angenommen. Die Blutsenkungsgeschwindigkeit ist oft deutlich erhöht, nicht selten findet sich eine niedrige Leukozytenzahl. Kinder mit Mischkollagenosen sind als infektanfällig zu betrachten, Infektionen müssen aggressiv therapiert werden und alle vorgeschlagenen Impfungen sollten lückenlos durchgeführt werden. Dies betrifft auch die Impfungen gegen Pneumokokken, Meningokokken und Influenza.

Eine kausale Therapie ist nicht existent. Bei Gelenkentzündungen werden nichtsteroidale Antirheumatika verabreicht, oft wird Chloroquin rezeptiert.

Bei Organmanifestationen werden Steroide gegeben, möglichst unter 0,2 mg/kg Prednisonäquivalent. Azathioprin und Methotrexat können erwogen werden.

Obwohl die Annahme besteht, dass etwa 2/3 der PatientInnen einen günstigen Verlauf haben, ist bei einigen Patienten der Übergang der Erkrankung in einen systemischen Lupus erythematodes oder in eine systemische Sklerose und/oder die Entstehung eines Lungenhochdrucks zu erwarten.

Todesursachen sind Infektionen, Beteiligung von Herz, Nieren, Gehirn, Lungen. Bei Lungenhochdruck und Mischkollagempse ist eine hochdosierte Immunsuppression sinnvoll (Glukocortikoide und Cyclophosphamid).

Für Schwangerschaften von Patientinnen mit systemischen Sklerosen oder Mischkollagenosen gilt: Wenn Ro und La Antikörper im Serum vorliegen, so gehen diese in einer Schwangerschaft über die Placenta in das Ungeborene und können das sich entwickelnde Herzreizleitungssystem schädigen. Die seltene Folge kann ein kompletter AV-Block des Ungeborenen sein. Schwangerschaften von Patientinnen mit Kollagenosen sind Risikoschwangerschaften und werden daher von einem Gynäkologen und einem Rheumatologen begleitet, die Abortrate und Frühgeburtlichkeit sind höher, die meisten Schwangerschaften verlaufen jedoch unkompliziert. Die geborenen Kinder sind oft klein bezogen auf das Gestationsalter.

In den letzten Jahren liegen erstmals Beschreibungen größerer Fahlzahlen von Sklerodermien und Mischkollagenosen bei Kindern und Jugendlichen vor. Die Betreuung sollte in ausgewiesenen pädiatrischen Zentren mit enger Zusammenarbeit zu Spezialitäten der Erwachsenenbetreuung erfolgen. Erwachsenenrheumatologie, Augenklinik, Orthopädie, Dermatologie, Nephrologie, Pulmologie, Neuropädiatrie und Kardiologie sowie Bildgebung erfolgen. Diese Fächer kooperieren in der Diagnostik und Versorgung der PatientInnen. Therapeutische Fortschritte sind in internationalen Kooperationen anzustreben. Auf dem Gebiet der Sklerodermien scheinen Medikamente demnächst auf den Markt zu kommen, die nicht nur entzündungshemmend wirken, sondern auch Hoffnung auf einen besseren fibrosierungshemmenden Einfluss erwecken.

VII Vaskulitiden im Kindes- und Jugendalter

J. Brunner

VII.1 Hinführung: „Vaskulitis, was ist denn das? Ist das eine Krankheit?"

Was steckt dahinter?

Eine „Vaskulitis" ist eine Krankheit, bei der es zur Entzündung von Blutgefäßen kommt. Primäre Vaskulitis bedeutet, dass die Blutgefäße das Hauptziel der Erkrankung sind. Die Eingruppierung hängt von der Größe der betroffenen Blutgefäße und vom Krankheitsmechanismus ab. Einige der Vaskulitiden sind im Kindes- und Jugendalter häufig (Purpura Schönlein Henoch, Kawasaki-Erkrankung). Die anderen Gefäßentzündungen sind sehr selten. Die Erkrankungen können sehr dramatisch beginnen und dann in ein chronisches Stadium einmünden.

Was ist die Ursache?

Das Zusammenspiel von familiärer Belastung, Infektionen und Umgebungsfaktoren kann eine Vaskulitis auslösen. Die Erkrankungen sind nicht ansteckend und können nicht verhindert werden.

Was passiert bei der Erkrankung?

Das Abwehrsystem des Körpers greift die Wand der Blutgefäße an. Wenn diese verletzt oder entzündet ist, kann es zu einer vermehrten Blutgerinnung an dieser Stelle kommen. Dann kann das Blutgefäß verengt oder verschlossen sein. Ausserdem kann die Wand der Gefäße durchlässig werden. Deshalb können die Organe und Gewebe, die um die Gefäße herum liegen, geschädigt werden.

Welche Beschwerden treten auf?

Eine weit ausgebreitete systemische Vaskulitis macht Beschwerden. Die Patienten können Fieber und ein allgemeines Krankheitsgefühl haben. Auch Muskel- und Gelenkschmerzen, Husten, Brust-, Kopf- und Bauchschmerzen können auftreten. Besonders deutlich sind manchmal Hautveränderungen, die schmerzhaft und rot sind und mit örtlicher Schwellung einhergehen können.

Wie kann man die Diagnose stellen?

Die Diagnose gründet sich auf die Untersuchung eines besonders erfahrenen Kinderarztes. Blut- und Urinuntersuchungen werden durchgeführt. Bilder der Gefäße werden angefertigt mit Ultraschall und Computertomographie und/oder Kernspintomographie. Manchmal muss Kontrastmittel in die Gefäße gespritzt werden um sie gut sehen zu können (direkte Angiographie). Wenn notwendig wird die Verdachtsdiagnose in einer Gewebeentnahme (Biopsie) bestätigt.

Wie kann eine Vaskulitis behandelt werden?
Die Entzündung der Gefäße muss bekämpft werden. Kortikosteroide (Cortison-artige Medikamente) haben sich als am wirksamsten erwiesen. Sie werden in Kombination mit Medikamenten gegeben, die auch die Entzündung unterdrücken. Sobald die Entzündung unterdrückt ist, wird versucht diese Kontrolle mit geringerer Medikamententherapie aufrecht zu erhalten. Manchmal müssen Medikamente, die die Blutgerinnung beeinflussen oder den Blutdruck senken, gegeben werden. Physiotherapie und Ergotherappie können notwendig sein um die Funktion von Muskeln und Gelenken zu bessern.

Wie ist die Prognose?
Die Prognose dieser seltenen Erkrankung ist sehr individuell abzuschätzen. Die Prognose hängt nicht nur vom Typ und vom Ausmaß der Gefäßbeteiligung ab, sondern vermutlich auch von der Zeit zwischen Krankheitsbeginn und dem Beginn der Behandlung. Das Risiko von Organschäden hängt ab von der Dauer aktiver Entzündung der Gefäße. Schäden an wichtigen Organen können lebenslange Folgen haben. Wenn die Erkrankung unter Kontrolle ist, ist es Ziel ein möglichst normales Leben (Schulbesuch, sportliche Aktivität, Freizeitgestaltung, Partnerschaft, Sexualität) zu führen. Es gibt keinen Hinweis, dass spezielle Diäten den Krankheitsverlauf oder das Ergebnis der Behandlung beeinflussen könnten. Eine gesunde ausgeglichene Ernährung mit Eiweiß, Calcium und Vitaminen wird empfohlen.

VII.2   Einführung und wesentliche Aspekte der Vaskulitiden

Entzündliche Gefäßerkrankungen stellen den Kliniker oft vor erhebliche diagnostische Probleme, zumal es für die einzelnen Vaskulitiden kaum spezifische Krankheitszeichen gibt. Unter einer Vaskulitis versteht man Erkrankungen, bei denen es durch autoimmunologische Prozesse zu Entzündungen von Gefäßen kommt, wodurch das versorgte Organ ebenfalls geschädigt wird. Für die Frühdiagnose einer Vaskulitis ist bedeutsam, dass in der organspezifischen Anamnese Leitsymptome einer Vaskulitis abgefragt werden. Auffällige Befunde müssen dann durch ergänzende serologische und technische Untersuchungsverfahren weiter abgeklärt werden. Während sekundäre Vaskulitiden nach der zugrundeliegenden Grunderkrankung klassifiziert werden, richtet sich die Einteilung der primären Vaskulitiden nach klinischen und histologischen Charakteristika der einzelnen Entitäten. 1990 wurden durch eine Arbeitsgruppe der Amerikanischen Gesellschaft für Rheumatologie (ACR) anhand von Fällen mit histologischer Sicherung Kriterien zur Klassifikation der primären Vaskulitiden erarbeitet, mit dem Ziel nach klinischer und histologischer Etablierung der Diagnose „primäre Vaskulitis" eine Zuordnung zu einem definierten Krankheitsbild zu ermöglichen. Um Entwicklungen wie der Abgrenzung der mikroskopischen Polyangiitis als eigenständiges Krankheitsbild Rechnung zu tragen, wurden von einer Expertenkonferenz in Chapel Hill (North Carolina, USA) im Jahre 1992 Definitionen für verschiedene primär-systemische Vaskulitiden erarbeitet. Dabei erfolgte eine Einteilung der primären Vaskulitiden nach der Größe der befallenen Gefäße. Art und Umfang der Labordiagnostik richten sich nach der vermuteten Vaskulitisentität. Neben einer BSG- und CRP-Erhöhung findet sich oft eine leichte Leukozytose. Die Differentialdiagnose der Anämie bei Vaskulitiden ist mannigfach. Sie kann entzündlich, medikamentös oder blutungsbedingt sein. Der Nachweis von Autoantikörpern (ANCA, ANA, ENA, RF u. a.) sowie einer Hyper- oder Hypokomplementämie kann richtungsweisend sein. Blutkulturen und Infektionsserologie dienen der Differentialdiagnose zu infektiös verursachten Vaskulitiden. Bei Patienten mit Wegener Granulomatose lassen sich bei ca. 95 % der Patienten c-ANCA mit PR3-Spezifität (PR3-ANCA) nachweisen, wohingegen ≤ 5 % der Patienten mit generalisierter WG einen p-ANCA mit MPO-Spezifität (MPO-ANCA) haben. MPO-ANCA werden in unterschiedlicher Häufigkeit bei der mikroskopischen Polyangiitis (MPA) und dem Churg-Strauss-Syndrom (CSS) gefunden, wohingegen MPA und CSS selten mit PR3-ANCA einhergehen. Der Stellenwert bildgebender Verfahren in der Frühdiagnostik liegt unter anderem im Nachweis von subklinischen Organmanifestationen. Die Duplexsonographie hat sich als zuverlässige nicht-invasive Methode zur Beurteilung von mittelgroßen und großen Blutgefäßen etabliert. Die Positronenemissionstomographie (PET) mit markierter 18-Fluorodesoxyglukose (18-FDG) ermöglicht die Darstellung metabolischer Prozesse und eignet sich somit zum Nachweis des erhöhten Glukosemetabolismus in entzündlichen Gefäßregionen. Auch die Magnetresonanztomographie (MRT) kommt bei der Diagnostik der Vaskulitiden zum Einsatz. Generell ist zur Diagnosesicherung und aus prognostischen Gründen eine bioptische Sicherung der Vaskulitis notwendig. Da validierte Kriterien zur Diagnose der primär systemischen Vaskulitis nicht existieren, wird die Diagnose „Vaskulitis" klinisch gestellt und sollte histologisch gesichert werden. Die Behandlung der Vaskulitis ist kompliziert. Kortikosteroide haben sich als am wirksamsten in Kombination mit immunsuppressiven Medikamenten wie Cyclophosphamid erwiesen, um anfänglich starke Entzündungsaktivität zu unterdrücken. Danach stellen Azathioprin, Methotrexat und insbesondere Mycophenolatmofetil eine therapeutische Option dar.

VII.3   Klassifikation der Vaskulitiden

Das American College of Rheumatology veröffentlichte 1990 Kriterien für die Diagnose von systemischen Vaskulitiden im Erwachsenenalter. In einer Konsensuskonferenz in Chapel Hill wurde 1994 eine Nachbesserung erarbeitet (Tabelle 23). Sie orientiert sich an der Größe der Gefäße. Ein Vorschlag zur Klassifikation der Vaskulitiden im Kindesalter wurde von Dedeoglu und Sundel publiziert (Tabelle 24). Ein internationales Expertengremium hat kürzlich ein konsensuspapier zur Klassifikation kindlicher Vaskulitiden erarbeitet (Tabelle 25). Zuvor wurden pädiatrischen Rheumatologen und Nephrologen befragt, um ein möglichst breites Meinungsbild zu erhalten und mit der Klassifikation eine breite Akzeptanz erzielen zu können. Eine Klassifikation der kindlichen Vaskulitiden, die der unterschiedlichen Immunpathogenese gerecht wird, ist aber weiter ausständig.

Tabelle 23 Chapel-Hill-Klassifikation systemischer Vaskulitiden

▶ Vaskulitis der großen Gefäße
  ▶ Riesenzellarteriitis
  ▶ Takayasu-Arteriitis

▶ Vaskulitis der mittelgroße Gefäße
  ▶ Polyarteriitis nodosa
  ▶ Kawasaki-Syndrom

▶ Vaskulitis der kleinen Gefäße
  ▶ Wegener-Granulomatosea
  ▶ Churg-Strauss-Syndrom
  ▶ Mikroskopische Polyangiitis
  ▶ Purpura Schönlein-Henoch
  ▶ Kryoglobulinämische Vaskulitis
  ▶ Kutane leukozytoklastische Vaskulitis

Tabelle 24 Klassifikation von Vaskulitiden im Kindesalter

Primäre Vaskulitiden
- ▶ Vaskulitis großer Gefäße
  - ▶ Takayasu-Arteriitis
  - ▶ Riesenzellarteriitis (Arteriitis der A. temporalis)
- ▶ Vaskulitis mittelgroßer Gefäße
  - ▶ Polyarteriitis nodosa
  - ▶ Kawasaki-Syndrom
- ▶ Vaskulitis kleiner Gefäße
  - ▶ Purpura Schönlein-Henoch
  - ▶ Hypersensitivitätsangiitis
  - ▶ Primäre Vaskulitis des ZNS
- ▶ ANCA-positive Vaskulitis
  - ▶ Wegener-Granulomatose
  - ▶ Mikroskopische Polyangiitis
  - ▶ Churg-Strauss-Syndrom

Sekundäre Vaskulitiden
- ▶ Infektionsassoziierte Vaskulitis
  - ▶ Hepatitis B und C
  - ▶ Herpesviren (EBV, CMV, Varizellen)
- ▶ Vaskulitis bei Kollagenosen
  - ▶ Dermatomyositis
  - ▶ Systemischer Lupus erythematodes
  - ▶ Juvenile idiopathische Arthritis
  - ▶ Hypokomplementämische urtikarielle Vaskulitis
- ▶ Medikamentenassoziierte Hypersensitivitätsvaskulitis
- ▶ Malignomassoziierte Vaskulitis
- ▶ Vaskulitis nach Organtransplantation
- ▶ Pseudovaskulitis
  - ▶ Myxom
  - ▶ Sneddon-Syndrom
- ▶ Vaskulitis mit ausgeprägter genetischer Komponente
  - ▶ Periodische Fiebersyndrome
  - ▶ Morbus Behcet

Tabelle 25 Klassifikation kindlicher Vaskulitiden, Konsensus EU-LAR/PRES 2005

I. Vaskulitis großer Gefäße
► Takayasu-Arteriitis

II. Vaskulitis mittelgroßer Gefäße
► Polyarteriitis nodosa
► Kutane Polyarteriitis
► Kawasaki-Syndrom

III Vaskulitis kleiner Gefäße
A. Granulomatös
► Wegener Granulomatose
► Churg Strauss Sydrom

B. Nicht granulomatös
► Mikroskopische polyangiitis
► Purpura schönlein Henoch
► Isoliert Leukozytoklastische Vaskulitis
► Hypokomplementämische urtikarielle Vaskulitis

IV Andere Vaskulitiden
► Morbus Behçet
► Sekundäre Vaskulitis aufgrund von Infektion, Malignom und Medikamenten
► Vaskulitis bei Kollagenosen
► Isolierte Vaskulitis des ZNS
► Cogan-Syndrom
► Nichtklassifiziert

VII.4   Pathogenese

Nach ihrer Aktivierung durch proinflammatorische Zytokine wie IL-1 oder bakterielle Endotoxine exprimieren zellen der inneren Gefässwand (Endothelzellen) vermehrt Adhäsionsmoleküle, die Lymphozyten anregen. Diese wandern an den Ort der Entzündung (Migration) und induzieren eine spezifische Immunantwort. Es muss also eine „Wanderung" von Entzündungszellen durch die Gefäßwand an den Ort einer Entzündung möglich sein. Allerdings können die Leukozyten auch in der Gefäßwand verbleiben und eine Entzündung (Vaskulitis) mit Schädigung bis zur Nekrose unterhalten. Eine im Entzündungsprozess aktive Endothelzelle verliert auch ihre antithrombotischen Eigenschaften. Statt Antithrombin III, tissue type plasminogen activator (tPa) oder Prostazyklin zu produzieren wird durch den entzündlichen Reiz eine prothrombotische Reaktion initiiert: Kaskade ausgelöst: platelet activating factor (PFA) wird produziert und Heparansulfatproteoglykane sezerniert und somit einer Hyperkoagulabilität der Weg gebahnt.

Hinsichtlich der Pathogenese können die Vaskulitiden in vier Gruppen von Schädigungsmechanismen eingeteilt werden.

Bei der allergischen Vaskulitis kommt es zu einer Mastzellfreisetzung und Eosinophilie. Beispiel hierfür ist das Churg-Strauss-Syndrom.

Bei den Pauciimmunvaskulitiden spielen die antineutrophilen zytoplasmatischen Antikörper (ANCA) eine herausragende Rolle. Die Bindung von Antikörpern an ihre Zielantigene führt zu einer antikörperabhängigen Lyse der Zellen, die das betreffende Antigen tragen. Hierbei sind Komplement und zytotoxische Zellen, die Fc-Rezeptoren exprimieren, beteiligt. c-ANCA sind zumeist gegen Proteinase 3 (PR3) gerichtet und sind mit der wegener Granulomatose vergesellschaftet. p-ANCA sind gegen Myeloperoxidase (MPO) gerichtet und mit der mikroskopischen Polyangiitis assoziiert. Sowohl MPO als auch PR3 wird von Neutrophilen und Monozyten gebildet. ANCA aktivieren Neutrophile über die Bindung an Fc-Rezeptoren. Das proinflammatorische PR3 bzw. MPO wird freigesetzt. Die Bindung an die ANCA verhindert die antiinflammmatorisch wirkende Reaktion mit α1-Antitrypsin. Zytokine wie TNF-α und IL-8 führen zu einer Rekrutierung von Neutrophilen und Monozyten an die Gefäßwand. Adhäsionsmoleküle (LFA-1, ICAM-1, VCAM-1) werden exprimiert. Die Adhärenz entzündlicher Zellen an die Gefäßwand wird erhöht. Die Produktion von Sauerstoffradikalen führt zur Schädigung der Gefäßwand. Im weiteren Verlauf werden die Neutrophilen lysiert, und es entsteht eine nekrotisierende und granulomatöse Entzündung.

Bei den Immunkomplexvaskulitiden induzieren zirkulierende Immunkomplexe sowie zusätzliche Gefäßnoxen (Histamine, Anaphylatoxine) eine Gefäßentzündung. Mechanische Faktoren und Hydrostase erhöhen die Gefäßpermeabilität. Immunkomplexe lagern sich im Interstitium an. Zirkulierende Immunkomplexe sind per se nicht gewebeschädigend, erst nach Präzipitation im Gewebe lösen sie eine entzündliche Reaktion aus. Große Immunkomplexe binden Komplement, dadurch werden sie löslich gehalten und präzipitieren nicht. Kleinere Immunkomplexe, die bei einem Antigenüberschuss entstehen, sind eher in der Lage, sich an die Gefäßwand anzulagern und dort eine Vaskulitis zu verursachen. Sie binden über Fc-Rezeptoren an Leukozyten und Mastzellen, die dann eine entzündliche Reaktion auslösen. Mittels Komplementaktivierung werden z. B. C5a-Rezeptoren auf Leukozyten gebunden. Dabei werden lysozymale Enzyme (Elastasen, Kollagenasen) freigesetzt. Zusammen mit intravasalen freien Sauerstoffradikalen führen sie zu einer Endothelschädigung. Diese wird durch Zytokine (IL-1, TNF-alpha), über eine Aktivierung des zellständigen Gerinnungssystems und die Migration von Monozyten unterhalten. Dieser Mechanismus wird bei der Polyarteriitis nodosa, den meisten leukozytoklastischen Vaskulitiden wie der Purpura Schönlein-Henoch (SHP) oder der kryoglobulinämischen Vaskulitis beobachtet.

Die Takayasu-Arteriitis ist T-Zell vermittelt. In der Gefäßwand finden sich CD4-T-Zellen, die IL-2 und IFN-γ sezernieren (Typ Th1). Es kommt zur Stimulation von Makrophagen, die an der Granulombildung beteiligt sind. Natürliche Killerzellen und zytotoxische Zellen führen zur Schädigung der Gefäßwand. Die unterschiedlichen pathogenetischen Modelle führen zu unterschiedlichen therapeutischen Strategien.

VII.5   Wesentliche Aspekte einzelner Vaskulitiden

Primäre Vaskulitiden

Vaskulitis vornehmlich großer Gefäße: Takayasu-Arteriitis

Was steckt dahinter?
Die Takayasu-Arteritis (TA) betrifft überwiegend große Arterien, besonders die Aorta (Hauptkörperschlagader) und ihre Nebenäste. Die TA gilt weltweit als die dritthäufigste systemische Vaskulitis bei Kindern nach der Purpura Schönlein Henoch und der Kawasaki-Erkrankung. Frühe Krankheitszeichen sind Fieber, Appetitverlust, Gewichtsverlust, Muskel- und Gelenkschmerzen und Nachtschweiß. Wenn die Entzündung der Arterien fortschreitet, finden sich Zeichen der verminderten Blutversorgung.

Definition
Es handelt sich um eine granulomatöse Entzündung der Aorta und ihrer großen Äste mit bevorzugter Lokalisation im Aortenbogen und den Pulmonalarterien. Die Klassifikationskriterien für die TA sind in Tabelle 26 angeführt.

Epidemiologie
Die TA betrifft insbesondere Mädchen und jungen Frauen (< 50 Jahre). Im Kindesalter scheint das Geschlechterverhältnis ausgeglichener zu sein. Die Inzidenz bei erwachsenen beträgt in Nord Amerika etwa 2,6/1.000.000 und circa 1/1.000.000 in Europa. Die exakte Inzidenz im Kindesalter ist unbekannt. Die Periode zwischen dem Auftreten von Symptomen und der Duagnosestel-

Tabelle 26 Klassifikation der Takayasu Arteritis im Kindes- und Jugendalter

Angiografisch (konventionell, mittels Computertomografie oder Kernspintomografie) gesicherte Gefäßpathologie der Aorta und ihrer Hauptäste und mindestens eins der folgenden Kriterien

► Reduzierte periphere arterielle Pulse und/oder klaudikatio der Extremitäten
► Blutdruckdifferenz >10 mm Hg
► Gefäßgeräusche über der Aorta und/oder ihrer Hauptäste
► Hypertonus

lung beträgt zwischen 5 und 18 Monaten. Bei Kindern ist sie noch länger. Am häufigsten kommt die TA in Japan, Südost-Asien un Mexiko vor. In unterschiedlichen regionen scheint die TA eine differente klinische präsentation aufzuweisen. Genetische Faktoren können das Auftreten einer TA mit bedingen. Als diagnostische kriterien eignen sie sich nicht. Virale und bakterielle Infektionen sind potenzielle Trigger einer TA.

Symptomatik
Die häufigsten Symptome der TA im Kindesalter sind Bluthochdruck, Kopfschmerzen, reduzierte Pulse, Atembeschwerden und Fieber. Eine Blutdruckdifferenz und Gefässgeräusche sind im Erwachsenenalter häufiger (eigene Ergebnisse). Ein Schlaganfall oder unklare Anfälle müssen differentialdiagnostisch an eine TA denken lassen. Weitere klinische Befunde sind Sehstörungen, Myalgien, Arthralgien, Arthritiden und Hautmanifestationen wie Exantheme und eine Purpura. Typischerweise können zwei Phasen der Erkrankung unterschieden werden. Eine prepulseless Phase mit über Jahre auftretenden subfebrilen Temperaturen, Müdigkeit und Gewichtsverlust. Diese wird gefolgt von einer pulseless Phase mit abgeschwächten oder fehlenden Gefäßpulsen und dem Verschluss von Gefäßen sowie einer Verstärkung der Allgemeinsymptome. Diese Einteilung ist theoretisch. Praktikabler scheint eine Unterscheidung in eine aktive Erkrankung und eine Remissionsphase (Tabelle 27).

Diagnostik
Neben einer Bestimmung der Entzündungsparameter, des Blutbildes (Anämie) und des Gerinnungsstatus ist bei Verdacht auf eine TA eine bildgebende Diagnostik zu initiieren. Die konventionelle Angiografie stellt bislang den diagnostischen Goldstandard dar.

Tabelle 27 Krankheitsaktivität bei Takayasu Arteritis

▶ Systemische Manifestationen
▶ Erhöhte Blutsenkungsgeschwindigkeit
▶ Zeichen von Ischämie
▶ Typische angiografische Zeichen

Therapie
Therapeutische Optionen sind neben Cortison eine immunsuppressive Therapie mit Cyclophosphamid, Methotrexat oder Etanercept. Chirurgische Interventionen sollten im Kindesalter eine ultima ratio darstellen.

Vaskulitis vornehmlich mittelgroßer Gefäße

a. Polyarteriitis nodosa

Was steckt dahinter?
Die Polyarteritis nodosa (PAN) ist eine Form der Gefäßwandentzündung, die zum Absterben der Gefäßwand führen kann. Die Gefäßwand von vielen Arterien (poly=viele) ist betroffen. Entzündete Teile der Arterienwand werden weicher und unter dem Druck des Blutstromes können sich kleine Aussackungen (Aneurysmen) entlang der Arterie bilden. Daher kommt der Name nodosa, weil dies von außen wie Knötchen an dem Gefäß aussieht. Es gibt eine nur die Haut betreffende Form der Polyarteritis, wobei die inneren Organe nicht beeinträchtigt sind. Bei der mikroskopischen Polyarteritis sind nur die kleineren Gefäße betroffen.

Definition
Nekrotisierende Entzündung der mittelgroßen und kleinen Arterien im Bereich der Waden- und Unterarmmuskeln und in inneren Organen ohne Glomerulonephritis und ohne Vaskulitis der kleinsten Gefäße (Arteriolen, Kapillaren und Venolen). Makroskopisch finden sich kleine knötchenartige Veränderungen in perlschnurartiger Anordnung. Histologisch zeigen sich sektor- und knötchenförmige fibrinoide Verquellungen aller Wandschichten der gefäße mit medianekrosen und Intimaproliferation. Die Klassifikationskriterien sind in Tabelle 28 aufgaführt.

Epidemiologie
Die PAN ist eine sehr seltene Erkrankung im Kindesalter mit einer geschätzten Inzidenz von 1/1.000.000 Kinder. Sie betrifft Jungen und Mädchen gleich häu-

Tabelle 28 Klassifikation der Polyarteritis nodosa im Kindes- und Jugendalter

Systemische Erkrankung plus entweder eine bioptisch gesicherte nekrotisierende Vaskulitis der kleinen oder mittelgroßen Gefäße oder angiografisch gesicherte Aneurysmata oder Stenosen plus zwei der folgenden Merkmale: ▶ Hautmanifestationen (livedo reticularis, subkutane Knoten) ▶ Myalgien oder Muskelspannungen ▶ Hypertonus ▶ Mono- oder Polyneuropathie ▶ Pathologischer Urinbefund und/oder beeinträchtigte Nierenfunktion ▶ Hodenschmerzen ▶ Symptome, die eine Vaskulitis der Organsysteme anzeigen

fig, am häufigsten im Alter zwischen 9 und 11 Jahren. Eine Hepatitisinfektion kann eine Manifestation der PAN triggern.

Symptomatik
Da jedes Gewebe und Körperorgan Blutgefäße enthält sind eine Vielzahl von Krankheitserscheinungen bei dieser Erkrankung möglich. Die häufigsten Erscheinungen sind Fieber ungeklärter Ursache, Muskel- und Gelenkschmerzen, kolikartige Bauchschmerzen und schmerzhafte, noduläre Hautveränderungen, eine Livedo reticularis und Hodenschmerzen. Die Nierenbeteiligung bestimmt massgeblich die Prognose. Synkopen können eine cerebrale Beteiligung anzeigen.

Diagnostik
Die BSG kann erhöht sein, eine Leukozytose und ein Komplementverbrauch kann vorliegen. Die Diagnosestellung erfolgt angiografisch und bioptisch.

Therapie
Therapeutische Optionen sind neben hoch dosierten Steroiden Cyclophosphamid, Azathioprin, Methothrexat und TNF α Inhibitoren.

b. Kutane Polyarteriitis

Die Kutane PAN ist auf die Haut und den Bewegungsapparat begrenzt. Symptome sind eine livedo reticularis, schmerzhafte Hautknötchen, ein makulopapulöses Exanthem, eine Panniculitis und eine Arthritis, die insbesondere Knie und obere Sprunggelenke betrifft. Obwohl systemische Manifestationen eine Seltenheit darstellen müssen diese durch engmaschige klinische kontrollen ausgeschlossen werden.

c. Kawasaki-Syndrom

Was steckt dahinter?

Die Kawasaki-Erkrankung ist eine akute allgemeine Entzündung der Gefäße, die zur Erweiterung der betroffenen Gefäße in Form von Aneurysmen, insbesondere der Herzkranzgefäße führen kann. Nicht alle betroffenen Kinder entwickeln diese Aneurysmen. Die Mehrheit hat ein akut entzündliches fieberhaftes Krankheitsbild ohne Komplikationen. Die Kawasaki-Erkrankung ist eine seltene Erkrankung aber eine der häufigsten Vasculitiden im Kindesalter zusammen mit der Purpura-Schönlein-Henoch-Erkrankung. Die Erkrankung ist etwas häufiger bei Jungen als bei Mädchen. Obwohl Fälle von Kawasaki-Erkrankung während des ganzen Jahres diagnostiziert werden, gibt es jahreszeitliche Veränderungen mit einer erhöhten Anzahl im späten Winter und Frühling.

Definition

Das Kawasaki-Syndrom (KS) ist eine akute, systemische, selbst begrenzende fieberhafte Erkrankung. Es handelt sich um eine nekrotisierende Vaskulitis der kleinen und mittleren Arterien. Das KS ist gekennzeichnet durch anhaltendes, antibiotika resistentes Fieber, eine bilaterale nichteitrige Konjunktivitis, ein Erythem der Lippen (Lacklippen) und der Mundschleimhaut, Veränderungen an den Extremitäten, ein Exanthem und eine zervikale Lymphadenopathie. Klinisch besonders wichtig ist die Entwicklung von Koronararterienaneurysmen (KAA) oder Ektasien. Die Klassifikationskriterien sind in Tabelle 29 dargestellt.

Epidemiologie und Ätiologie

Das KS ist bei Kindern japanischer Abstammung am häufigsten, dort beträgt die Inzidenz 112/100.000 bei Kindern unter 5 Jahren. In Österreich beträgt die Inzidenz etwa 6/100.000. Die meisten Erkrankungen treten zwischen dem ersten und zweiten Lebensjahr auf. Circa 75 % aller betroffenen Kinder sind unter 5 Jahre alt. Es können aber auch Säuglinge und Jugendliche erkranken. Die Ursache des KS ist unbekannt. Viele Argumente sprechen für eine infektiöse Ätiologie. Klinische Symptome des KS ähneln denen bekannter Infektionskrankheiten. Eine Vielzahl von infektiösen Agenzien wurde als Ursache angenommen. Möglicherweise ist das KS letztendlich durch Superantigene vermittelt.

Tabelle 29 Klassifikation des Kawasaki-Syndroms
Persistierendes, antibiotikaresistentes Fieber über 5 Tage plus 4 der 5 folgenden Kriterien ▶ Palmare/plantare Erytheme, Ödeme, periunguale Desquamation ▶ Rashartiges Erythem ▶ Bilaterale konjunktivale Injektion ohne Exsudation ▶ Lackrote Lippen/Enanthem im Orophyrynx/Lippenfissuren/Erdbeerzunge ▶ Zervikale Lymphadenopathie

Symptomatik

Die Manifestation der vielfältigen Symptome ist von der Zeitdauer der Erkrankung abhängig. Beim KS werden drei Phasen der Erkrankung unterschieden (Tabelle 30). Die häufigsten Symptome sind in den Klassifikationskriterien enthalten. In 80–98 % der Erkrankung tritt ein persistierendes antibiotikaresistentes Fieber über 5 Tage, eine bilaterale konjunktivale Injektion ohne Exsudation, ein rashartiges Hauterythem von 24 Stunden Dauer, meist am Stamm beginnend (Abb. 24) und eine periunguale Desquamation auf. In 70–80 % entwickeln die Patienten Lackrote Lippen und Enanthem im Orophyrynx, Lippenfissuren, palmare/plantare Erytheme und Ödeme oder eine Erdbeerzunge (Abb. 25). Arthritiden, die cervikale Lymphadenopathie, Wachstumsfurchen (im Bereich der Nägel als Zeichen einer Wachstumsstörung), eine Urethritis (sterile Leukozyturie), eine Begleithepatitis, Pankreatitis oder eine Darmbeteiligung (Abb. 26) treten in 40–70 % der Patienten auf. Seltener sind eine aseptische Meningitis und eine pulmonale Beteiligung, eine Myokarditis, Perikarditis oder ein Gallenblasenhydrops.

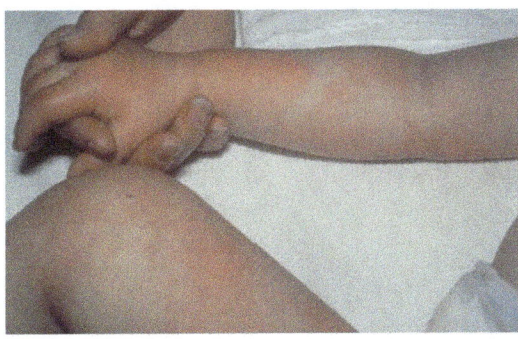

Abb. 24 Rashartiges Hauterythem beim Kawasaki-Syndrom

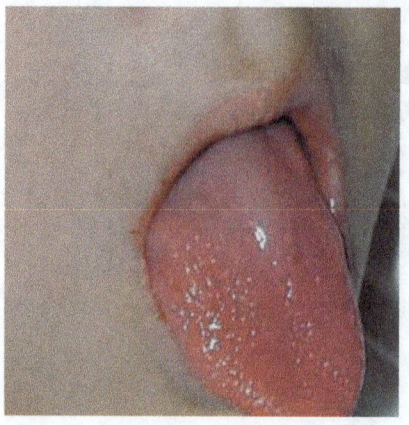 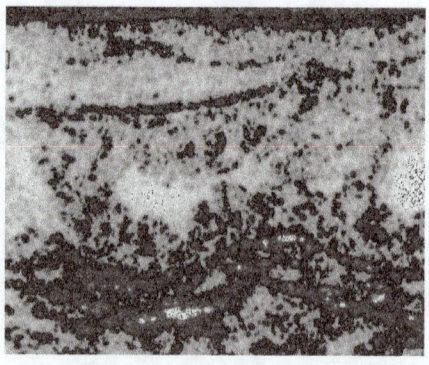

Abb. 25 Erdbeerzunge beim Kawasaki-Syndrom

Abb. 26 Sonografische Darstellung der Darmbeteiligung beim Kawasaki-Syndrom

Tabelle 30 Phasenhafter Verlauf des Kawasaki Syndroms

1. Akutphase
Tag 1—11
reduzierter Allgemeinzustand
Perivaskulitis

2. Subakutphase
Tag 11–21
Fieber, Exanthem und Lymphadenopathie rückläufig
Reizbarkeit, und Konhunktivitis können bestehen bleiben
Schuppung
Thrombozytose
Panvaskulitis, Intimaproliferation, perivaskuläre Zellinfiltration
Aneurysmabildung

3. Rekonvaleszenz:Tag
21–60
6–10 Wochen nach Krankheitsbeginn
Normalisierung der Blutsenkung
Fibrosierung in den Gefäßen

Tabelle 31 Auffällige Laborparameter beim Kawasaki Syndrom
Leukozyten ▶ Leukozytose mit Neutrophilie und Linksverschiebung **BSG und CRP** ▶ Häufig stark erhöht **Hämoglobin** ▶ Anämie **Thrombozyten** ▶ Stark erhöht, oft ab der 2.–3. Krankheitswoche **Transaminasen und Bilirubin** ▶ Häufig gering erhöht als Ausdruck der Leberbeteiligung **Albumin** ▶ Erniedrigt, vor allem bei langer und schwerer Erkrankung **Natrium** ▶ Erniedrigt **Plasmalipide und Cholesterol** ▶ Erniedrigt in der akuten Phase **Urin** ▶ Sterile Leukozyturie

Die genannten Symptome müssen nicht gleichzeitig auftreten. Bei Vorliegen von 4 oder mehr der klassischen Symptome kann die Diagnose KS auch schon vor Ablauf einer Frist von 5 Tagen Fieber gestellt werden (Tabelle 29). Auch wenn weniger als 4 der Kriterien vorliegen sollte eine Koronararterienbeteiligung ausgeschlossen werden. An die Diagnose KS sollte auch bei jedem Kleinkind mit unklarem Fieber gedacht werden. Die Diagnose eines inkompletten Kawasaki Syndroms muss gestellt werden, wenn persistierendes, antibiotikaresistentes FIEBER über 5 Tage ohne anderer Ursachen mit laborchemischen Entzündungszeichen und 2 der 5 Kriterien (Tabelle 29) vorliegen.

Diagnose
Die Diagnose des KS abhängig von den diagnostischen Kriterien. Der klinischen Beurteilung kommt die entscheidende Bedeutung zu. Auffällige Laborparameter sind in Tabelle 31 dargestellt. Für die differenzialdiagnostische Ab-

Tabelle 32 Risikostratefizierung beim Kawasaki-Syndrom

Risikolevel		Medizinische Therapie	Physikalische Aktivität	Kontrollen	Angiographie
I	Nie koronare Veränderungen	Keine nach den ersten 6–8 Wochen	Keine Einschränkungen nach 6–8 Wochen	Alle 2–5 Jahre kardiovaskuläre Beratung	Nicht empfohlen
				Evtl. ECHO-EKG nach 1 Jahr	
II	Vorübergehende Ektasie, nach 6–8 Wochen nicht mehr nachweisbar	Keine nach den ersten 6–8 Wochen	Keine Einschränkungen nach 6–8 Wochen	Alle 2–5 Jahre kardiovaskuläre Beratung	Nicht empfohlen
				Evtl. ECHO-EKG nach 1 Jahr	
III	1 kleines–mittleres Aneurysma (>3 und <6 mm oder z-Score 3–7) einer Hauptkoronarie	ASS 3–5 mg/kg/Tag, zumindest bis Regression des Aneurysmas dokumentiert	Patient <11 Jahre: Keine Einschränkungen nach 6–8 Wochen	Jährliche Kontrollen mit EKG/ ECHO-KG, Belastungstest mit Perfusion alle 2 Jahre wenn Patient >10 Jahre	Empfohlen, wenn nichtinvasive Tests mit Bildgebung Ischämie zeigen
			Patient 11–20 Jahre: abhängig von Belastungstest	Kardiovaskuläre Beratung	
			Keine Kontaktsportarten bei ASS		

Tabelle 32 (cont.).

IV	≥ 1 großes (≥ 6 mm) Aneurysma oder multiple Aneurysmen in der gleichen Koronararterie ohne Obstruktion	Langzeittherapie mit ASS 3–5 mg/kg/Tag; evtl. mit Warfarin oder niedrigmolekularem Heparin kombinieren	Keine Kontaktsportarten andere Aktivitäten je nach Belastungstests	1/2-jährliche Kontrollen mit EKG und ECHO-KG; Belastungstest mit Perfusion	Erste Angiographie nach 6–12 Monaten, früher falls klinisch indiziert; Wiederholung bei Ischämiezeichen
				Kardiovaskuläre Beratung	
				Bei Frauen im gebärfähigen Alter: Beratung	
V	Koronararterienobstruktion	Langzeittherapie mit ASS 3–5 mg/kg/Tag; evtl. mit Warfarin oder niedrigmolekularem Heparin kombinieren	Kontaktsportarten vermeiden wegen Blutungsgefahr, andere Aktivitäten je nach Belastungstests	1/2-jährliche Kontrollen mit EKG und ECHO-KG; Belastungstest mit Perfusion	Angiographie auch zur Überprüfung therapeutischer Optionen
		Evtl. plus β-Blocker		Kardiovaskuläre Beratung	
				Bei Frauen im gebärfähigen Alter: Beratung	

klärung sind Urin-, Stuhl- und Blutkulturen, Abstriche und serologische Untersuchungen sinnvoll. Die Durchführung einer 2D-Echokardiographie zum Ausschluss von Kalibersprüngen und Aneurysmata ist erforderlich. Sie soll bei unkompliziertem Verlauf nach 2 und 6–8 Wochen wiederholt werden. Häufigere Untersuchungen sind bei Kindern mit höherem Risiko der Entwicklung von Koronararterienaneurysmen angezeigt .

Therapie
Die Einzelgabe von 2 g/kg Immunglobulinen (über mehrere Stunden gegeben) stellt die Standardtherapie des KS dar. ASS ist in der Behandlung des KS effektiv zur Fiebersenkung in der akuten Phase (50 mg/kg/Tag-100 mg/kg/Tag in 4 Dosen) gegeben. 48–72 h nach der Entfieberung wird mit einer Dosierung von 3–5 mg/kg/Tag in einer Einzeldosis weiterbehandelt. Die Dauer dieser Therapie beträgt 6–8 Wochen, wenn keine Koronararterienveränderungen vorliegen. Initial Immunglobulin-resistente Krankheitsverläufe sollten zunächst mit einer zweiten Immunglobulin-Infusion (2 g/kg) behandelt werden. Die Langzeitüberwachung von Patienten mit KS sollte nach dem Ausmaß der koronaren Beteiligung erfolgen (Tabelle 32).

Vaskulitis vornehmlich kleiner Gefäße

Granulomatöse Vaskulitis

a. Wegener-Granulomatose

Was steckt dahinter?
Die Wegener Granulomatose (WG) ist eine Gefäßentzündung (Vaskulitis) die die kleinen und mittleren Blutgefäße besonders der oberen Atemwege (Nase und Nebenhöhlen) sowie der unteren Atemwege (Lunge) und der Nieren betrifft. Der Begriff „granulomatös" bezieht sich auf das mikroskopische Bild von entzündlichen Knötchen um die Gefäße herum. Die Erkrankung beginnt häufig mit einer Verstopfung der Nebenhöhlen, die mit Antibiotika und Nasentropfen nicht besser wird. Die Nasenscheidewand kann verunstaltet werden. Manchmal kann eine sattelnase entstehen. Die entzündlichen Knoten können sich auch unterhalb der Stimmritze befinden und zur Einengung der Luftröhre führen. Sind die Knoten auch in der Lunge, können sich Kurzatmigkeit, Husten und Brustschmerzen ergeben. Die Beteiligung der Nieren findet sich am Anfang nur in einem kleinen Prozentsatz der Patienten, wird aber häufiger wenn die Erkrankung fortschreitet.

Definition
Granulomatöse Entzündung der Gefäße des Respirationstraktes der kleinen bis mittelgroßen Arterien (Arterien, Arteriolen, Kapillaren und Venolen) häu-

Tabelle 33 Klassifikationskriterien der Wegenerschen Granulomatose
Vorhandensein von mindestens drei der sechs Kriterien
▶ Hämaturie und/oder Proteinurie ▶ Bioptischer Nachweis einer granulomatösen entzündung oder einer nekrotisierenden pauciimmunen Glomerulonephritis ▶ Sinusitis ▶ Subglottische, tracheale oder endobronchiale Stenose ▶ Pathologisches röntgen oder CT des thorax ▶ PR3 ANCA oder C-ANCA Nachweis

fig kombiniert mit nekrotisierender Glomerulonephritis. Die Klassifikations-kriterien sind in Tabelle 33 dargestellt.

Epidemiologie

Die Wegener Granulomatose kann in jedem Lebensalter auftreten. Im Kindesalters ist eine Seltenheit. Die größten Untersuchungen WG im Kindes- und Jugendalter umfassen zwischen 10 und 23 Patienten (10–12).

Symptomatik

Die WG kann neben der typischen Trias mit Beteiligung von oberen Atemwegen, Lunge und Niere auch jedes andere Organ betreffen. Die häufigsten Organmanifestationen bei Kindern und Jugendlichen betreffen obere Atemwege, Lunge, Niere, Augen und ZNS. Es werden im Kindes- und Jugendalter etwa 5-mal häufiger die Entwicklung einer subglottischen Trachealstenose und 2-mal häufiger eine Nasendeformität beobachtet. Altersunabhängig beginnt die WG meistens mit einer Entzündung der oberen oder unteren Atemwege. Es kommt zur Verdickung und Ulzeration der Schleimhäute. Die Manifestation erscheint als Sinusitis, Otitis oder Hörstörung. Die WG der unteren Atemwege präsentiert sich klinisch mit Husten, Obstruktion oder Dyspnoe. Hämoptysen und Lungenblutungen können auftreten. Über 50 % der Patienten im Kindes- und Jugendalter weisen im Verlauf der Erkrankung eine Nierenbeteiligung auf, die zu einer Niereninsuffizienz führen kann. Die Beteiligung des Auges bei WG im Kindesalter wird bei 10–50 % der Patienten beobachtet. Hinweisend sind eine Skleritis, Konjunktivitis, Uveitis oder eine Optikusneuritis. Auch ein retroorbitaler Pseudotumor kann Zeichen einer WG sein. Haut und Gelenke können ebenfalls beteiligt sein.

Diagnose

Sie basiert auf der typischen klinischen Organmanifestation und dem histopathologischen Nachweis einer Vaskulitis, granulomatösen Entzündung und Nekrosen. Antineutrophile zytoplasmatische Antikörper (ANCA) zeigen eine hohe Assoziation zur aktiven WG. Ein typisches zytoplasmatisches Fluoreszenzmuster (c-ANCA) wird bei 70–90 % der Patienten mit aktiver WG gefunden, Zielantigen ist Proteinase 3. Ein positiver c-ANCA-Nachweis kann eine Biopsie zur Sicherung der Diagnose WG nicht ersetzen. Neben der Sonografie dient die Röntgendiagnostik und die Computertomografie zur Darstellung der betroffenen Organe.

Therapie

Therapeutische Optionen sind neben Cortison eine immunsuppressive Therapie mit Cyclophosphamid oder Methotrexat. Eine eine TNF-Blockade mit Etanercept kann ebenfalls erfolgreich sein. Der Einsatz einer Plasmapherese ist eine ultima ratio.

b. Churg-Strauss-Syndrom

Was steckt dahinter

Das Churg-Strauss-Syndrom heißt auch allergische Granulomatose. Diese Gefäßentzündung ist sehr selten im Kindesalter. Manifestationen an der Haut und an den inneren Organen sind verbunden mit Asthma und einer erhöhten Anzahl einer bestimmten Art weißer Zellen im Blut, die Eosinophile genannt werden.

Definition

Eosinophilenreiche granulomatöse Entzündung der Gefäße des Respirationstraktes mit nekrotisierender Vaskulitis der kleinen und mittleren Gefäße. Assoziiert mit Asthma bronchiale, allergischer Rhinitis, Polypen der Nasennebenhöhlen und Bluteosinophilie.

Epidemiologie

Im Kindesalter ist diese Vaskulitis eine Rarität. Mädchen erkranken häufiger. Die Inzidenz beträgt 0,5–6/1.000.000.

Symptomatik

Das Churg-Strauss-Syndrom weist klinisch einen dreiphasigen Verlauf auf. Eine Prodromalphase mit Asthma und allergischen Reaktionen wird gefolgt von einer Phase von organspezifischen klinischen Erscheinungen. Diese resultieren aus der eosinophilen Infiltration in die Lunge, das Myokard und das Perikard und den Gastrointestinaltrakt. Diese Infiltration kann mit oder ohne Granulombildung einhergehen. Die Patienten entwickeln meist ein schweres Krankheitsgefühl mit Fieber, Gewichtsverlust, Myalgien, Arthralgien und

Hauterscheinungen. Nach ACR-1990-Klassifikation kann bei Vorliegen von vier der sieben Kriterien ein Church-Strauss-Syndrom angenommen werden (Asthma bronchiale, Bluteosinophilie, Allergie, Neuropathie, Lungeninfiltration, Nasen-Nebenhöhlenveränderungen, histologisch extravaskuläre Eosinophilenakkumulation).

Diagnostik
Bei den Laboruntersuchungen imponiert die Bluteosinophilie, eine Leukozytose und Anämie. Die BSG und das IgE kann erhöht sein. ANCAs können nachweisbar sein. Neben der bildgebenden Diagnostik sind gezielte Feinnadelbiopsien zur Diagnosesicherung erforderlich.

Therapie
Therapeutische Optionen sind neben Cortison eine immunsuppressive Therapie mit Cyclophosphamid oder Methotrexat. Eine TNF-Blockade mit Etanercept kann künftig eine therapeutische Alternative sein.

Nichtgranulomatös

a. Mikroskopische Polyangiitis

Was steckt dahinter
Diese Gefäßentzündung betrifft die kleinen Gefäße der Lunge und der Nieren, wie auch der Haut.

Definition
Nekrotisierende Vaskulitis der kleinen Gefäße (Arteriolen, Kapillaren und Venolen) ohne Granulombildung. Sehr häufig zeigt sich ein renaler und pulmonaler Befall. Mittleren Gefäße können mit involviert sein. Häufig findet sich ein hoher Titer von ANCA, die gegen Myeloperoxidase (MPO) gerichtet sind.

Epidemiologie
Die Inzidenz beträgt 9,5/1.000.000. Bei Kindern ist die mikroskopische polyangiitis etwas seltener als bei Erwachsenen.

Symptomatik
Neben Fieber, Nachtschweiß, Gewichtsverlust können Myalgien und Arthralgien auftreten. Eine Proteinurie spricht für eine Nierenbeteiligung, Dyspnoe und Hämoptysen deuten auf eine Kapillaritis der Lungengefäße hin. Außerdem kann eine Mononeuritis multiplex und palpable Purpura vorliegen. Bauchschmerzen und eine Hämatochezie zeigen eine Beteiligung des Gastrointestinatraktes an.

Tabelle 34 Klassifikation der Purpura Schönlein Henoch

Palpable Purpura plus mindestens eines der folgenden Kriterien

▶ Diffuse Bauchschmerzen
▶ Biopsie mit IgA Ablagerung
▶ Arthritis oder Arthralgie
▶ Hämaturie und/oder Proteinurie

Diagnostik

Neben einer Erhöhung der Entzündungsparameter finden sich häufig p-ANCA, die gegen MPO gerichtet sind. Diese sind als Verlaufsparameter sinnvoll. Die bildbegende Diagnostik zeigt die Organbeteiligung auf. In einer Nierenbiopsie zeigt sich eine fokal segmental nekrotisierende Glomerulonephritis mit Halbmondbildung, im Interstitium sind mononukleäre Zellinfiltrate.

Therapie

Neben Cortison und Cyclophosphamid stellt der Antikörper gegen CD 20 (Rituximab) eine richtungsweisende therapeutische Option dar.

b. Purpura Schönlein-Henoch

Was steckt dahinter?

Die Purpura Schönlein Henoch (PSH) ist eine Erkrankung der kleinen Blutgefäße. Vor allem sind die Haut, der Darm und die Nieren betroffen. Die entzündeten Blutgefäße können in die Haut bluten, wodurch eine tiefrote oder blaue Verfärbung (insbesondere an den Beinen) entsteht, die Purpura genannt wird. Die Gefäße können ebenso in den Darm und in die Nieren bluten, wodurch blutiger Stuhl bzw. blutiger Urin entstehen. Schmerzhafte oder auch geschwollene Gelenke finden sich häufig (Sprunggelenke und Kniegelenke). Während der ersten Erkrankungsphase sollte die körperliche Betätigung reduziert werden.

Definition

Die Purpura Schönlein Henoch (PSH) ist die häufigste Vaskulitis des Kindesalters. Sie betrifft die kleinen Gefäße und führt zur palpablen Purpura sowie artikulären, gastrointestinalen und renalen Manifestationen. Histologisch zeigt sich eine leukozytoklastische Vaskulitis. Die Klassifikation ist in Tabelle 34.

Epidemiologie

Die Erkrankung kommt weltweit mit einer Inzidenz von 10–25/100.000 Kinder und Jugendliche mit einer Häufung in der kalten Jahreszeit vor. Kinder im 7. Lebensjahr sind häufig betroffen. In den ersten beiden Lebensjahren ist die PSH selten. 1 % der Kinder entwickeln ein chronisches Nierenversagen.

Symptomatik

Die systemische Vaskulitis kann viele Organe betreffen. Die palpable Purpura ist nur in der Hälfte der Fälle Erstsymptom. In 30–70 % der Patienten kommt es zur gastrointestinalen Manifestation. Die kolikartigen Bauchschmerzen und Blut im Stuhl sind Ausdruck der Vaskulitis. Sie können Hinweise auf ein Ulkus, eine Invagination, einen Ileus und auf eine Darmischämie sein. Auch an eine Perforation ist zu denken. In etwa 50 % der Kinder kommt es zu einer Arthritis. In bis zur Hälfte der Kinder sind die Nieren mit involviert. Verläufe bis zum terminalen Nierenversagen und die Entwicklung eines arteriellen Hypertonie sind möglich. Die Nierenbeteiligung kann auch nach der ersten Symptomatik noch manifest werden. Hodentorsionen können vorkommen. Eine Mitbeteiligung des Zentralnervensystems ist selten und kann sich mit Kopfschmerzen, Krampfanfall, Hemiparese, Chorea, vorübergehender Blindheit oder Verschwommensehen, Aphasie, Ataxie äußern.

Diagnose

Die Diagnose wird klinisch gestellt. Bei palpabler Purpura an den abhängigen Partien müssen Thrombozytenzahlen im Normbereich liegen. Eine Infektion, eine Kollagenose oder eine andere systemische Vaskulitis müssen ausgeschlossen sein. Die Blutsenkungsgeschwindigkeit und das CRP sind nur mäßig erhöht. ANCA der Klasse IgA, nicht aber IgG, sind in der akuten Phase der PSH erhöht. Bei Proteinurie oder eingeschränkter Nierenfunktion sollte zügig eine Biopsie erfolgen. Bei Bauchschmerzen sollte die Suche nach Blut im Stuhl und eine Sonographie erfolgen.

Therapie

Die meisten Fälle von PSH sind selbstlimitierend. Schwere rezidivierende Schübe von Purpura bessern sich meist unter Steroidbehandlung. Bei ausgeprägter intestinaler Symptomatik kann Paracetamol verabreicht werden. Ob die bei nichtsteroidalen Antirheumatika zusätzlich vorhandene Thrombozytenaggregationshemmung günstig (für den Erhalt des glomerulären Flusses) oder ungünstig (wegen der vermehrten Blutungsneigung) zu bewerten ist, ist unklar. Bezüglich der Behandlung bei Nephritis stellen alle neueren Studien die Indikation zur Therapie nach klinischen Indikatoren wie Proteinurie unabhängig von der Nierenhistologie. Bei Proteinurie oder Hypertonie wird mit Angiotensin-converting-Enzym(ACE)-Inhibitoren wie Enalapril behandelt. Bei Proteinurie sollen ACE-Hemmer nephroprotektiv wirken. Steroid-pulse und Cyclophosphamid sind Therapie der Wahl bei schweren Verläufen.

c. Isoliert kutane leukozytoklastische Vaskulitis

Was steckt dahinter?
Die kutane leukozytoklastische Vaskulitis, auch Hypersensitivität-Vaskulitis oder allergische Vaskulitis genannt, geht mit einer Entzündung von Blutge-fäßen einher und ist bedingt durch eine überschießende Reaktion auf eine allergisierende Quelle. Medikamente und Infektionen sind häufige Auslöser dieses Zustandes bei Kindern.

Definition
Isolierte kutane nekrotisierende Vaskulitis mit Leukozyteninfiltration und zer-fallenden Leukozytenkernen. Es finden sich Ablagerungen von Immunkom-plexen und Komplement. Es liegt keine systemische Angiitis vor. Die Aus-löser können exogen (Penizillin, infektiöse Erreger, Fremdeiweiß) oder endo-gen (Kollagenosen, essentielle Kryoglobuline) sein. Die essenzielle kryoglobu-linämische Vaskulitis ist eine Typ-II-Kryoglobulinämie (gemischte essenzielle Kryoglobulinämie mit monoklonalem IgM-Rheumafaktor und polyklonalem IgM). Es handelt sich dabei um eine Immunkomplexvaskulitis mit immun-histologischen Nachweisen von Immunkomplexen in kleinen Gefäßen und Glomerula, Darstellung von IgM, IgG und C3. In der Akutphase sind die Kom-plementfaktoren C3 und C4 im Serum vermindert, C3d kann erhöht sein. Eine Assoziation zur Hepatitis-C-Erkrankung wird oft beobachtet.

Symptomatik
Purpura oder Urtikaria der Haut. Auch Arthralgien und Fieber können auf-treten.

Diagnostik
Die Diagnose erfolgt klinisch, bioptisch beziehungsweise durch den Nachweis von Kryoglobulinen im Serum sowie Analyse der kälteprovozierten Kryoglo-bulinpräzipitationen in der Immunelektrophorese.

Therapie
Glukokortikoide und eine immunsuppressive Therapie kann erforderlich sein.

d. Hypokomplementämische urtikarielle Vaskulitis

Die hypokomplementämische urtikarielle Vaskulitis ist charakterisiert durch juckende, breit verteilte Hautausschläge, die Quaddeln ähneln und nicht so schnell verschwinden wie klassische allergische Reaktionen. Im Blut findet sich eine verminderte Konzentration von Komplement.

Andere Vaskulitiden

a. Morbus Behçet

Der M. Behçet ist gekennzeichnet durch die Trias orale und genitale Ulzera und Uveitis. Eine Generalisierung der Erkrankung ist möglich. Das Zentralnervensystem, der Gastrointestinaltrakt, die Haut und die Gefäße können mit involviert sein. Interferon α, Dapson und Immunsuppressiva können zur Therapie eingesetzt werden.

b. Isolierte Vaskulitis des ZNS

Was steckt dahinter?
Die primäre Angiitis des zentralen Nervensystems betrifft einzig kleine und mittlere Hirnarterien. Probleme sind Schlaganfälle.

Definition
Zur Diagnose einer primären ZNS-Vaskulitis sind folgende Kriterien erforderlich:
► ein erworbenes neurologisches Defizit, dessen Ätiologie durch Basisuntersuchungen nicht geklärt werden kann,
► typische angiographische oder histopathologische Befunde für eine PACNS sowie
► kein Anhalt für eine systemische Vaskulitis oder eine andere Ätiologie der angiographischen oder histopathologischen Veränderungen.

Epidemiologie und Problematik einer unterschätzten Erkrankung
Ein cerebraler Insult stellt auch im Kindes- und Jugendalter eine Notfallsituation dar. Die jährliche Inzidenz beträgt etwa 3/100.000. Eine ätiologische Klärung des Ereignisses muss dringend erfolgen, um durch eine adäquate Therapie ein Wiederholungsereignis und eine Progredienz der Symptomatik möglichst zu verhindern. Die Differenzialdiagnose des cerebralen Insultes ist in Tabelle 35 dargestellt. In mehr als 50 % dieser Fälle besteht eine Vaskulopathie, die häufig als Vaskulitis, verifiziert werden kann. Die primäre ZNS-Vaskulitis (childhood primary angiitis of the central nervous system (cPACNS), isolierte ZNS-Angiitis, idiopathische granulomatöse Angiitis des ZNS) stellt ein eigenständiges Krankheitsbild im Rahmen der Vaskulitiden im Kindesalter dar. Der unterschiedliche klinische Verlauf führt zu einer Unterscheidung in einen progredient oder nicht progredienten Subtyp. Von der primären ZNS Vaskulits ist die sekundäre ZNS Beteiligung bei systemischen Vaskulitiden abzugrenzen. Zu unterscheiden sind hiervon sind auch andere sekundäre ZNS Vaskulitiden unterschiedlicher Ätiologie (Tabelle 36).

Tabelle 35 Differentialdiagnose des cerebralen Insultes im Kindesalter
▶ Antiphospholipidantikörpersyndrom Arterielle Hypert.   ▶ Faktor-V-Leiden-Mutation   ▶ Fibromuskuläre Dysplasie   ▶ Gefäßwanddissektionen   ▶ Hämoglobinopathien   ▶ Herzfehler   ▶ Angeborene Stoffwechselerkrankungen   ▶ Migräne/Vasospasmus   ▶ Moyamoya   ▶ Thrombembolie   ▶ Vaskulitis

Symptomatik

Die klinische Präsentation von Kindern mit primärer ZNS Vaskulitis ist abhängig von der Länge, dem Grad und der Lokalisation der durch die Vaskulitis resultierenden Gefäßstenose. Die häufigsten Manifestationen sind akute, starke Kopfschmerzen und/oder ein fokales neurologisches Defizit. Auch eine akute Hemiparese, der Ausfall von Hirnnerven, Bewusstseinsstörungen oder neu auftretende zerebrale Anfälle können im Vordergrund stehen. Unspezifische Symptome wie Fieber, Gewichtsverslust und allgemeines Unwohlsein können auf eine primäre ZNS Vaskulitis hindeuten.

Diagnostik

Typische Laborveränderungen, die auf eine primäre ZNS Vaskulitis hindeuten gibt es nicht. Insbesondere können Entzündungsparameter wie das CRP und die Blutkörperchensenkungsgeschwindigkeit unauffällig sein. Der Titer für antinukleäre Antikörper kann leicht erhöht sein. Im Liquor kann eine leichte Proteinerhöhung und/oder eine diskrete Pleozytose vorliegen. Der Stellenwert der Computertomografie bei zerebrovaskulären Erkrankungen im Kindesalter liegt hauptsächlich in der Akutdiagnostik zum Ausschluss einer intrazerebralen Blutung. Die Magnetresonanztomographie (MRT) ist bei Kindern mit Verdacht auf eine ZNS-Vaskulitis die primäre bildgebende Methode der Wahl. Sie dient einerseits bei der initialen Untersuchung durch den Nachweis vaskulitistypischer Läsionsmuster (Abb. 27) zur Diagnosefindung, andererseits hat sie einen großen Stellenwert beim Monitoring des Krankheitsverlaufs. Sie weist keine Strahlenbelastung auf und ermöglicht eine differenzierte Hirnparenchymdarstellung. Darüber hinaus liefert die MR-Angiographie eine gute

Tabelle 36 Sekundäre ZNS Vaskulitiden im Kindesalter	

I. Systemische Vaskulitiden

II. Kollagenosen
Systemischer Lupus erythematodes (SLE)
Morbus Behçet
Dermatomyositis
Sjögren-Syndrom
Sklerodermie

III. Sarkoidose

IV. Chronisch entzündliche Darmerkrankungen

V. Infektionen
Viral: Windpocken, HIV, Hepatitis C, West-Nile-Virus
Bakteriell: Borreliose (Lyme-disease), Tuberkulose
Fungal
Parasitär

VI. Medikamente/Drogen
Amphetamine
Kontrazeptiva

VII. Gefäßverletzungen
Gefäßdissektion
Radiogene Gefäßwandschädigung

VIII. Tumoren/paraneoplastisch

IX. Graft-versus-host-Erkrankung

Grundinformation über den Gefäßstatus, ohne invasiv zu sein. Die Digitale Subtraktionsangiographie (DSA) hat bei der Diagnostik der ZNS-Vaskulitiden nach wie vor einen großen Stellenwert. Im Vergleich zur MRA liefert sie eine bessere räumliche Auflösung und zusätzliche Informationen über die Hämodynamik. Deshalb ist es bei unklaren Befundkonstellationen und Hinweisen auf eine primäre ZNS Vaskulitis erforderlich eine DAS durchzuführen. Eine abwartende Haltung ob der Invasivität der DAS ist nicht angebracht. Die histologische Sicherung der Diagnose durch eine Hirnbiopsie gilt für die PACNS als Goldstandard. Dennoch wird die Indikation zur Hirnbiopsie bei Kindern

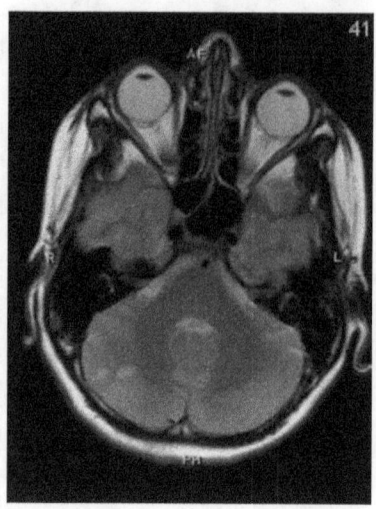

Abb. 27 Multiple Infarkte bei primärer ZNS-Vaskulitis

sehr streng gestellt, muss jedoch bei unklarer Befundkonstellation erwogen werden. Multifokale Läsionen gehen mit einer Progredienz der Erkrankung einher.

Therapie
Therapeutisch ist die Unterdrückung des Entzündungsprozesses und die Antikoagulation entscheidend.

c. Cogan-Syndrom

Das Cogan-Syndrom ist eine seltene chronisch entzündliche Erkrankung, mit einer Vaskulitis der großen und mittleren Gefäße sowie mit oculären und vestibuloauditiven Manifestationen einhergeht. Neben den systemischen manifestationen einer Vaskulitis kommt es zu einer Keratitis, Iridozyclitis, Uveitis, Papillitis und retinalen Vaskulitis. Der vestibuloauditive Befall äußert sich durch Tinnitus, Hörverlust, Übelkeit, Ataxie und Nystagmus. Die Therapie ist immunsuppressiv.

Sekundäre Vaskulitiden

Sekundäre Vaskulitiden können auftreten im Rahmen von anderen Erkrankungen und sind eine wichtige Differentialdiagnose zu den primären Vaskulitiden. Zunächst sind hier andere Autoimmunerkrankungen zu nennen:
▶ Lupus erythematodes
▶ Dermatomyositis

- ▶ Juvenile idiopathische Arthritis
- ▶ Systemische Sklerose
- ▶ Sjögren-Syndrom
- ▶ Sarkoidose
- ▶ M. Crohn
- ▶ Goodpasture-Syndrom

Aber auch im Rahmen von Infektionen (Streptokokken, Hepatitis B und C Viren, Borrelien, Mykobakterien, HIV, Pilze), oder malignen Erkrankungen (Lymphome, Haarzell-Leukämie, Tumore) kann es zu Vaskulitiden kommen. Darüberhinaus kommen noch Intoxikationen (Kokain, Morphin) in Betracht. Die therapie besteht in der behandlung der Grunderkrankung.

VIII   Periodische Fiebersyndrome

Ch. Huemer

Einführung

Das Spektrum der genetischen Fiebersyndrome umfasst eine Reihe von systemischen Autoimmunerkrankungen mit episodisch auftretendem oder kontinuierlichem Fieber. Zumindest fünf Erkrankungsbilder zählen zu den genetischen Fiebersyndromen, diese lassen sich aufgrund ihrer klinischen Präsentation und unterschiedlichen Vererbungsmodi umschreiben und von Differenzialdiagnosen abgrenzen. Die Erkrankungsbilder manifestieren sich mit einer Vielfalt von Symptomen und es besteht eine große Variabilität für die Erkrankungsintensität.

VIII.1   Familiäres Mittelmeerfieber (FMF)

FMF tritt in Populationen des Mittelmeerraumes und anderen ethnischen Gruppierungen auf.

Klinik

Die ersten klinischen Symptome des FMF entwickeln sich – unter deutlicher Bevorzugung des männlichen Geschlechts – meist während der Kindheit und Adoleszenz bei 90 % der FMF-Patienten wird die Erkrankung bis zum 20. Lebensjahr manifest. Vor allem im Kindesalter kann das Fieber einziges Symptom von FMF sein, meist kommt es im weiteren Verlauf zu weiteren Symptomen. Typischerweise manifestiert sich das FMF mit 12 bis 72-stündigen Krankheitsattacken mit entzündlichen Veränderungen an Peritoneum, Pleura, Gelenken oder der Haut. Zwischen den Schüben der Erkrankung befinden sich die Patienten in sehr gutem Allgemeinzustand – dieses freie Intervall kann wenige Tage bis sogar Monate andauern.

    Abdominelle Beschwerden sind meist als Begleitsymptomatik zum Fieber zu finden, die Intensität dieser Beschwerden kann stark variieren – von mildem Unwohlsein bis zu heftigen Bauchschmerzen mit Abwehrspannung. Verstopfungssymptome – in Einzelfällen bis zum paralytischen Ileus – sind häufiger als Diarrhoe. Im Bereich der Atemwege kann es zu meist unilateral auftretenden Pleuraschmerzen, geringen Pleuraergüssen oder Atelektasen kommen. Als muskuloskeletale Symptome treten häufig Arthralgien auf. Bei adoleszenten FMF-Patienten entwickelt sich häufig eine Monarthritis, bei Kindern können symmetrische und nicht-symmetrische oligoartikuläre Verlaufsformen mit ausgeprägten Gelenksschwellungen auftreten. Ein erysipel-ähnliches Erythem an Fußrücken, Sprunggelenken und unteren Extremitäten ist die häufigste kutane Symptomatik. Dieses schmerzhafte Erythem besteht meist für wenige Tage und kann in Einzelfällen gemeinsam mit einer Arthritis des angrenzenden Gelenkes auftreten.

Während einer Schubes sind die Akut-Phase-Proteine (C-reaktives Protein, Serum Amyloid, Komplement) erhöht, es kommt zur Leukozytose und einer Erhöhung der Blutkörperchensenkungsgeschwindigkeit (BSG). Eine kontinuierliche Erhöhung dieser Entzündungsparameter – auch zwischen den Krankheitsschüben – ist eng mit der Entstehung einer systemischen Amyloidose assoziiert, der schwerwiegendsten Komplikation von FMF. Bei der Amyloidose kommt es zur Ablagerung von Serum-Amyloid (SAA) in verschiedenen Organen- vor allem der Niere. Ein terminales Nierenversagen durch Amyloidose trat vor Einführung einer effizienten medikamentösen Therapie bei vielen FMF-Patienten bis zum 40. Lebensjahr auf.

Diagnose

Die klinische Diagnose FMF gründet sich auf die Manifestation kurzer (12 bis 72 Stunden dauernder), rekurrierender Fieberepisoden verbunden mit einer spezifischen abdominellen, thorakalen, Gelenks- oder Hautsymptomatik unter Ausschluß einer infektiösen Ätiologie. Ansprechen auf eine Colchizintherapie, typische ethnische Herkunft, positive Familienanamnese, sowie ein Beginn der Symptomatik vor dem 20. Lebensjahr unterstützen die Diagnose eines FMF. Die Durchführung einer Mutationsanalyse zur Sicherung der Diagnose FMF ist eine wesentliche Ergänzung zur klinischen Diagnostik.

Therapie

Etwa 95 % der FMF-Patienten zeigen unter Colchizintherapie eine deutliche Symptomenbesserung und 75 % eine annähernd vollständige Remission der Erkrankung durch Colchizintherapie. Colchizin muss kontinuierlich verabreicht werden, um Krankheitsschübe effektiv zu verhindern. Die möglichst permanente Unterdrückung der Entzündung ist die beste Prävention einer Amyloidose. Colchizin ist im Kindesalter sicher anzuwenden. Die Dosisempfehlung für Erwachsene von 1.2–1.8 mg/Tag dient dabei als wichtige Orientierung: initial sollte die Therapie mit ca. 0.3 mg pro Tag begonnen und dann langsam gesteigert werden. Als maximale Dosis werden 1.8 mg/d empfohlen. Derzeit bestehen zur Colchizintherapie bei FMF noch keine weiteren medikamentösen Alternativen. Eine bereits manifeste FMF-Attacke kann nicht durch Colchizin, meist aber durch die Verabreichung eines nichtsteroidalen Antiphlogistikums gemildert werden.

Verlauf und Prognose

Die Prognose der Patienten wird ganz entscheidend von dem Auftreten einer Amyloidose beeinflusst, zu der es bei langjährigem unbehandeltem Verlauf kommt. Die systemische Amyloidose kann zu einer irreversiblen Nierenschädigung bis zur Dialyse- bzw. Transplantationspflichtigkeit führen, diese Komplikation ist die Haupttodesursache bei FMF-Patienten. Ohne Hinzutreten einer Amyloidose besteht eine uneingeschränkte Lebenserwartung.

VIII.2   Cryopyrin assoziierte periodische Fiebersyndrome

Die Gruppe der Cryopyrinopathien (familiäres kälteassoziiertes Syndrom, Muckle-Wells Syndrom und CINCA Syndrom [chronic infantile neurological cutaneous and articular syndrome], synonym: "neonatal onset multisystem inflammatory disease" (NOMID)) lassen sich durch eine gemeinsame autosomal dominante Mutation an einem Genlocus (CIAS 1 Gen) charakterisieren, wobei jedoch beim CINCA-Syndrom auch Fälle ohne Mutationsnachweis bekannt sind. Obwohl diese drei Entitäten als verschiedene Krankheitsbilder identifizierbar sind, bestehen doch Überlappungen der klinischen Präsentation. Als gemeinsame wichtige Symptome sind urtikarielle Exantheme und der intermittierende episodische Charakter von Fieberschüben verschiedener Ausprägung beschrieben.

Familiäres kälteassoziiertes Syndrom

Dieses Syndrom ist charakterisiert durch wiederkehrende, kurze und selbst-limitierende Episoden von Fieber, Hautsymptomen, Arthralgien und Konjunktivitis welche durch vorangehende Kälteexposition ausgelöst werden. Auch Muskelschmerzen, Schwitzen, Benommenheit, Kopfschmerzen, extremes Durstgefühl und Übelkeit wurden beschrieben. Dieses Syndrom entwickelt sich meist im frühen Säuglingsalter (< 6. Lebensmonat).

Die Krankheitsschübe dauern meist bis zu 24 Stunden, der Schweregrad der Symptome scheint stark mit dem Ausmaß der Kälteexposition zu korrellieren. Es bestehen eine Leukozytose und Erhöhung der Akute-Phase-Proteine.

Muckle-Wells Syndrom

Beim Muckle-Wells Syndrom (MWS) treten Fieberschübe assoziiert mit Hautsymptomen, Gelenksbeteiligung, audiologischen und ophthalmologischen Symptomen auf, häufig kommt es zur Amyloidose.

Die inflammatorischen Episoden manifestieren sich meist in der Kindheit. Das Fieber während der 24–48 Stunden dauernden Attacken ist eher milde. Die Gelenkssymptome können als Arthralgien oder Arthritis großer Gelenke imponieren. Es besteht eine Konjunktivitis. Zielführend für die Diagnose kann die häufig als zusätzliches Symptom auftretende progressive Taubheit sein. Die klinischen Symptome von MWS sind dem familiären kälteassoziierten Syndrom ähnlich und schwere Verlaufsformen können stark mit dem CINCA-Syndrom überlappend sein.

CINCA-Syndrom

Das CINCA-Syndrom wird auch als „neonatal onset multisystem inflammatory disease" (NOMID) bezeichnet und ist durch einen frühen Beginn charakterisiert.

Betroffene Kinder sind in 50 % der Fälle „small for gestational age", haben eine charakteristische Sattelnase und eine prominente Stirn. Gewöhnlich besteht von Geburt an ein urtikarielles Exanthem, welches nicht juckend ist und sehr stark seine Intensität ändern kann. Das Fieber ist meist intermittierend und variiert ebenfalls. Die artikulären Symptome umfassen leichte Arthralgien bis hin zu einer destruktiven Arthropathie der großen Gelenke. Eine sensorische Taubheit und ein Papillenödem mit konsekutiver Blindheit können sich in späterem Lebensalter manifestieren. Bei annähernd allen Patienten kommt es zu einer chronischen aseptischen Meningitis assoziiert mit heftigen Kopfschmerzen.

Aufgrund der geringen Fallzahlen müssen allgemeine Therapieempfehlungen kritisch betrachtet werden. Die derzeit besten Ergebnisse sowohl bei CINCA mit als auch ohne Mutationsnachweis wurden unter Gabe von Anakinra, einem IL-1 Antagonisten verzeichnet, so dass dieses Medikament zur Zeit als Therapie der Wahl anzusehen ist.

VIII.3 TNF-Rezeptor-assoziiertes periodisches Syndrom (TRAPS)

TRAPS ist ein autosomal dominant vererbtes Krankheitsbild, welches in vielen unterschiedlichen ethnischen Gruppen beschrieben und nach FMF das zweithäufigste periodische Fiebersyndrom ist.

Klinik

Die Symptomatik von TRAPS ist dem FMF ähnlicher als den Cryopyrinopathien. Patienten mit TRAPS präsentieren sich mit episodischem Fieber und Serosits, Synovitis und einer kutanen Symptomatik. Typischerweise sind die Schübe bei TRAPS länger (1 bis 4 Wochen und darüber) und zeichnen sich vor allem auch durch eine zusätzliche okuläre sowie kutane Symptomatik aus. Die Schübe von TRAPS können infolge von Minimaltraumen, einer Infektion, Stress oder körperlichen Aktivität auftreten. Während der Attacken zeigen die Patienten eine deutliche Erhöhung der Akutphase-Proteine. Die kutanen Symptome bei TRAPS bestehen aus einem migratorischen, makulären, erwärmten und schmerzhaften Erythem, welches sich durch oberflächliche und tiefe perivaskuläre Infiltration mit mononukleären Zellen auszeichnet. Bei Lokalisation an den Extremitäten kann es durch eine entzündliche Mitbeteiligung der Faszien zu ausgeprägten Myalgien kommen. Während der Schübe von TRAPS kann es zur Symptomatik einer Peritonitis oder auch Pleuritis kommen. Die spezifische okuläre Symptomatik zeichnet sich durch ein periorbitales Ödem oder Konjunktivitis aus. Im Bereich der Gelenke bestehen oftmals Arthralgien und – weniger häufig – Arthritiden einzelner Gelenke wie Hüfte, Knie und Sprunggelenk. Die entzündliche Beteiligung des Skrotums ist auch bei TRAPS beschrieben. Eine Amyloidose tritt bei TRAPS deutlich seltener auf (ca. 10 % der Fälle) als beim unbehandeltem FMF.

Die Diagnose TRAPS kann durch eine Mutationsanalyse gesichert werden.

Therapie

Nach Sicherung der Diagnose stellen TNF-Inhibitoren eine effektive Therapieoption dar. Die Gabe von Etanercept kann zu einer Reduktion der Attacken und einer positiven Beeinflussung der Nierenamyloidose führen.

VIII.4   Hyper-IgD-Syndrom

Das Hyper-IgD-Syndrom (HIDS) ist eine autosomal rezessiv vererbte Multisystemerkrankung, die erstmals 1984 bei 6 niederländischen Patienten mit rezidivierenden Fieberschüben beschrieben wurde, wobei alle Patienten erhöhte IgD-Spiegel im Serum aufwiesen, inzwischen sind jedoch auch Fälle mit Nachweis der Erkrankung ohne erhöhte IgD Konzentrationen bekannt. Verursacht wird HIDS durch Mutationen im Gen, welches für die Enkodierung des Enzymes Mevalonatkinase (MVK) verantwortlich ist – einem Schlüsselenzym im Cholesterinmetabolismus. Bei HIDS-Patienten ist die MVK-Aktivität vermindert, dies führt während der Attacken zu einer leicht erhöhten Ausscheidung von Mevalonsäure im Urin.

Klinik

HIDS manifestiert sich meist im frühen Kindesalter ab dem 6. Lebensmonat. Die Krankheitsschübe treten im Intervall von etwa 1–2 Monaten auf und dauern etwa 3–7 Tage. Zwischen den Schüben besteht fast vollständige Beschwerdefreiheit. In der Anamnese finden sich vor erneuten Krankheitsschüben mögliche Triggerfaktoren wie Impfung, operative Eingriffe, Traumata oder milde Infekte. Meist gehen den spezifischen Symptomen ausgeprägte Kopfschmerzen und Schüttelfrost voran, mit dem ersten Fieberschub kommt es zu Bauchschmerzen, Übelkeit und Erbrechen. Einzelne Patienten entwickeln eine nicht destruierende transiente Arthritis großer Gelenke, diese ist – im Gegensatz zur FMF-assoziierten Arthritis – meist von polyartikulärem Gelenksbefallmuster.

Während der Attacken entwickelt sich ein makulopapulöses Exanthem, welches vereinzelt auch mit schmerzhaften Läsionen verbunden sein kann. Neben der kutanen Symptomatik kommt es zu oralen oder vaginalen aphthösen Läsionen. Auch Purpura-Schönlein Henoch-ähnliche Präsentationen wurden in einzelnen Fällen beschrieben.

Die Erhöhung von IgD im Serum findet sich bei den meisten HIDS-Patienten, allerdings scheint dieser Parameter nicht generell mit dem Schweregrad der Erkrankung oder der Häufigkeit der Fieberschübe zu korrelieren. Im Urin der HIDS ist während einer Krankheitsattacke eine erhöhte Mevalonsäure zu finden.

Diagnose

Ein erhöhter IgD-Spiegel und der Nachweis von Mevalonsäure im Harn während eines Krankheitsschubes machen die Diagnose HIDS äusserst wahrscheinlich, die Mutationsanalyse komplettiert dann den Befund. Eine nur mäßige Erhöhung des Serum IgD muss mit Vorsicht interpretiert werden, da als Epiphänomen IgD auch bei anderen chronisch entzündlichen Prozessen (Infektionen, AIDS, Morbus Hodgkin und andere periodische Fiebersyndrome) erhöht zu finden ist. Diagnostisch wegweisend ist neben dem klinischen Bild eine persistierende Erhöhung des IgD (> 100 IU/ml, 141 mg/l) bei einer 2-maligen Messung im Abstand von mindestens einem Monat.

Therapie

Für die Behandlung des HIDS bestehen bislang noch keine eindeutigen Empfehlungen. Grundsätzlich wird eine symptomatische Therapie angestrebt, der therapeutische Einsatz von Glukokortikoiden, Immunglobulinen und Cyclosporin führte bislang nicht zu überzeugenden Ergebnissen. Auch das Ansprechen auf Colchizin in Einzelfällen und – in zwei rezenten Studien – der erfolgreiche Einsatz von Etanercept und Simvastatin sind noch nicht ausreichend um für HIDS klare Therapieempfehlungen zu formulieren.

VIII.5   Zyklische Neutropenie

Die zyklische Neutropenie (ZN) ist ein seltenes Krankheitsbild mit Fieber-schüben verbunden mit einer periodisch auftretenden Granulozytopenie.

Klinik

Die klinische Symptomatik von ZN manifestiert sich meist in der frühen Kindheit, der jüngste bislang beschriebene Patient war ein wenige Wochen alter Säugling. Die Krankheitszyklen sind im Abstand von 21 Tagen auftre-tende schwere Neutropenie – (< 200/dL oder < 0.2×10^9 L) – Episoden von 3–10 tägiger Dauer, die von Fieber begleitet sind. Während der Neutropenie sind die Patienten gefährdet Infektionen auch ausgehend von ihrer physiologi-schen Keimflora zu entwickeln: dies führt in den meisten Fällen zu assoziierten oralen Ulcera, Gingivitis und Lymphadenopathie. Der Allgemeinzustand der Patienten ist zwischen den Episoden signifikant gebessert, ihre Neutrophilen-zahl ist im Intervall wieder normalisiert bis mäßig erniedrigt zu finden.

Gewöhnlich findet sich beim fiebernden Kind mit ZN eine deutliche Er-niedrigung der Neutrophilenzahl. Zur Sicherung der Diagnose ist jedoch ein ausreichend langer Beobachtungszeitraum unverzichtbar: die ZN wird ausge-schlossen, wenn die mindestens 2-mal pro Woche bestimmten Neutrophilen-zahlen über insgesamt 6–8 Wochen normal sind.

Therapie

Die Therapie der ZN mit Granulozytenkolonie-stimulierenden Faktor (G-CSF) oder Granulozyten-Makrophagenkolonie-stimulierenden Faktor (GM-CSF) ist in einer Dosis von 1–5 mcg/kg/Tag s. c. eine effektive Behandlung. Die Sympto-me der ZN können rasch unterbrochen werden, bei der alternierenden Gabe von G-CSF oder GM-CSF können auch Nebenwirkungen wie Knochenschmerzen vermindert werden.

VIII.6 Differentialdiagnose: Periodisches Fieber mit aphthöser Stomatitis, Pharyngitis und Lymphadenitis (PFAPA)

Das Erkrankungsbild periodischen Fiebers assoziiert mit aphthöser Stomatitis, Pharyngitis und Lymphadenitis wurde erstmals 1987 beschrieben und ist nach heutigem Wissensstand nicht genetisch determiniert. Es handelt sich um eine häufig eher milde verlaufende, häufige Erkrankung, die weltweit vorkommt. Einzelne schwere Verläufe mit hoher Krankheitslast für die Patienten sind bekannt. Die Ursache für PFAPA bleibt unklar, Infektionen konnten als Ursache bislang ausgeschlossen werden.

Klinik

PFAPA entwickelt sich meist vor dem 5. Lebensjahr: meist kommt es zu periodischen Fieberepisoden ($> 39\,°C$), die 3–5 Tage andauern und alle 28 Tage wiederkehren. Eine französische Untersuchung beschrieb deutlich längere Intervalle bis zu 8 Wochen. Zwischen den Episoden ist der Allgemeinzustand des Kindes vollständig normalisiert.

Eine Episode von PFAPA ist meist assoziiert mit deutlicher Müdigkeit und oralen Läsionen: 70 % der Patienten weisen eine aphthöse Stomatitis auf – ulceröse Läsionen meist im Bereich der Wangenschleimhäute, 72 % der Patienten zeigen eine hochgerötete Rachenschleimhaut ohne Exsudat im Sinne einer Pharyngitis. Obwohl in diesem Krankheitsbild angeführt kommt es nur bei 12 % der PFAPA-Patienten zu einer zervikalen Lymphadenitis. 10–15 % der Patienten klagen über Gelenksschmerzen. Die maximale Körpertemperatur von 40–41 °C wird üblicherweise am ersten Erkrankungstag berichtet und kann sehr abrupt innerhalb 1–2 Tagen vollständig normalisiert sein.

Diagnose

Für die Diagnose PFAPA wurden Diagnosekriterien eingeführt: rekurrierendes Fieber mit Beginn vor dem 5. Lebensjahr und mindestens eines der folgenden Kriterien: aphthöse Stomatitis, cervikale Lymphadenopathie oder Pharyngitis. Zwischen den Krankheitsschüben müssen für die Diagnose PFAPA die Patienten eine annähernde Symptomfreiheit bieten, sowie normales Wachstum und Entwicklung zeigen.

Therapie

Mehrere Therapieansätze wurden bereits diskutiert: nicht-steroidal antiphlo-gistische Therapie, Colchizin, Glukokortikoide und Cimetidin. Bei vielen Patienten scheint ein bereits früh während eines Schubes verabreichtes systemisches Glukokortikoid eine deutlich krankheitsverkürzende Wirkung zu zeigen. Eine langfristige Besserung kann nach bisheriger Datenlage in 30 % der Fälle mit Cimetidin (20 mg/kg/Tag in 2–3 Einzeldosen über 6–12 Monate) erreicht werden, wobei die Besserung langsam eintritt und der Wirkungsmechanismus unklar ist. Bei therapierefraktärem Verlauf ist eine Tonsillektomie mit Adenotomie eine Behandlungsoption und zeigt allerdings in Studien mit sehr kleinen Fallzahlen bei 72 % einen kurativen Effekt.

Prognose

Die Prognose von PFAPA ist ausgezeichnet, da nach einer mittleren Krankheitsdauer von 4,5 Jahren nach Krankheitsbeginn die Krankheitsschübe in etwas 30 % der Patienten vollständig sistieren, in weiteren Patienten kommt es zu einer deutlichen Verminderung der Intensität der Krankheitsschübe.

IX Nichtrheumatische Ursachen von Gelenksschmerzen

W. Kaulfersch

Muskuloskeletale Symptome sind im Kindesalter sehr häufig. Neben der häufigsten Ursache, den traumatischen Läsionen, kommen weiters mehr als 100 andere verschiedene Ursachen in Betracht, die wegen Gelenks- und Muskelbeschwerden zu einer Vorstellung beim Arzt Anlass geben können.

Somit ist es bei der Beurteilung von Kindern mit muskuloskelletalen Beschwerden wichtig diese differenzialdiagnostischen Aspekte im Auge zu behalten. In diesem Kapitel wird auf die häufigsten differentialdiagnostisch wichtigen, nichtrheumatischen Krankheiten eingegangen.

Trauma

Das **Trauma** ist bei weitem die häufigste Ursache für akute Gelenksschmerzen. Es kann sich um eine Fraktur, eine Zerrung oder Verstauchung handeln. An Kindesmisshandlung ist zu denken, wenn der Grad der Verletzung nicht mit der angebotenen Krankheitsgeschichte übereinstimmt. Beim Kind über dem 10. Lebensjahr ist eine Zerrung oder Verstauchung des Sprunggelenkes die häufigste Ursache für Schmerzen und Hinken.

Eltern und Kinder geben als Ursache für Schmerzen, Schwellungen und Bewegungseinschränkungen eines oder mehrerer Gelenke am häufigsten ein Trauma an, auch wenn dieses nicht klar beweisbar ist oder tatsächlich beobachtet wurde. Sogar bei später eindeutig diagnostizierter rheumatischer Arthritis wird sehr häufig ein Trauma in der Anamnese berichtet, was bei genauer Beurteilung am ehesten als Koinzidenz gewertet werden kann. Alleine schon aus diesem Grunde ist eine genaue Evaluation des traumatischen Ereignisses mit Berücksichtigung der Art, der Lokalisation und des Schweregrades unerlässlich. Die meisten Kinder sind körperlich aktiv und weisen bei einer Routineuntersuchung häufig blaue Flecken, Schnitte und Kratzspuren auf. Vor allem sportlich aktive Jugendliche verletzen sich häufig.

Überlastungs-Syndrome

Sie entstehen durch Mikrotraumen. Ein Beispiel ist die *Stressfraktur*, der *Morbus Osgood-Schlatter*, die *Sever'sche Erkrankung* und die *Chondromalazia patellae*. Überbelastungs Syndrome kommen am häufigsten bei sportlich kompetitiven Schülern zwischen dem 11. bis 18. Lebensjahr vor.

Stressfrakturen. Sie treten am häufigsten bei sportlich aktiven Jugendlichen auf. Durch repetitive Belastungen an typischen Stellen wie dem Schenkelhals, im mittleren und proximalen Tibiabereich, im distalen Fibulabereich, am Calcaneus, dem Navikulare oder den Metatarsalia, kann es zu Mikrofrakturen und zum Abbau von Knochenbälckchen kommen. Danach kommt es durch eine endostale und periostale Knochenneubildung wieder zu einer Stabilisierung der betroffenen Region. Die primäre Phase der Läsion ist röntgenologisch meist nicht erkennbar und wird daher oft übersehen, da knöcherne Reaktionen erst ca. 3 Wochen nach dem Auftreten der Mikrofrakturen feststellbar sind. Klinisch fallen anfangs nur Schmerzen auf. Später kommen Schwellungen dazu. Die Diagnoseverifizierung gelingt durch ein Technetium-99-Szintigramm. Therapeutisch empfiehlt sich die Rücknahme der Dauerbelastung, selten ist eine operative Behandlung nötig.

Morbus Osgood-Schlatter. Der Osgood Schlatter ist eine Osteochondrose die durch eine wiederholte Schädigung des Ossifikationszentrums an der Vorderseite des Schienbeins, genannt Tuberositas tibiae, entsteht. Das ist eine Knochenleiste zum Ansatz des Bandes, das über die Kniescheibe die Kraft des Oberschenkelmuskels auf den Unterschenkel überträgt. Die Erkrankung findet sich bei etwa 1 % der Heranwachsenden und ist häufiger bei denen, die Sport treiben (z. B. bei Basketball Spielern). Der häufige, starke Zug der Infrapatellarsehne an dieser Tuberositas führt in der Folge zu Mikrotraumen und Avulsionsfrakturen dieser Region. Es kommt zu Schmerzen über der Tuberositas direkt unter der Kniescheibe, welche bei Belastung wie Laufen, Springen, Treppensteigen und Knien stärker werden. Bei Palpation findet man eine Schwellung, die sehr berührungsempfindlich ist. Die Ultraschalldiagnose hilft bei der Identifizierung der Läsion, im Röntgenbild sieht man eine Weichteilschwellung, sowie manchmal die Mikrofrakturen der Tuberositas. Hier sei angemerkt, dass es aber auch oft physiologischerweise zu irregulär ausgebildeten Tibiatuberkeln kommen kann.

Die Laboruntersuchungen zeigen keine Entzündung, auch besteht keine HLA-B27 Assoziation. Therapeutisch wird Ruhe, Eisauflage nach dem Sport oder Sportpause und das Tragen einer Kniegelenksbandage empfohlen. Die Prognose ist üblicherweise sehr gut.

Sever'sche Erkrankung (Apophysitis calcanei). Die Sever'sche Erkrankung ist eine häufige Ursache von Fersenschmerzen bei sportlich aktiven Jugendlichen mit unklarer Ursache. Es handelt sich um eine Osteochondrose des Calcaneus, des Fersenknochens, die vermutlich durch den Zug der Achillessehne bedingt ist, die die Kraft der Wade auf den Fersenknochen überträgt. Sie beginnt meist um das 6. bis 10. Lebensjahr mit Fersenschmerzen und manchmal mit Humpeln nach körperlichem Training. Bei besonders starker mechanischer Belastung dieser Region (Springen, Rollschuhlaufen, Eislaufen) kann die Ossifikation verzögert ablaufen. Die bei dieser Erkrankung radioligisch häufig beobachtete verdichtete Calcaneus Apophyse kommt aber auch bei normalen Kontrollen vor, dahin gehend ist eine radiologische Aufhellung und Fragmentierung eher typisch für diese Erkrankung und ist dann oft von Schmerzen begleitet. Die Behandlung erfolgt durch Schonung. Eine weitere Behandlung ist nicht notwendig, die körperliche Aktivität sollte so gestaltet werden, dass die Kinder schmerzfrei bleiben. Eventuell kann eine Ferseneinlage helfen. Die Erkrankung verschwindet mit der Zeit.

Chondropathia patellae (Patellares Schmerzsyndrom). Das patellare Schmerzsyndrom ist die häufigste Ursache für Kniegelenksschmerzen im Wachstumsalter und kommt am häufigsten bei jugendlichen Mädchen vor. Es entwickeln sich langsam zunehmende Schmerzen hinter der Kniescheibe vor allem bei Bewegungen die den von oben in die Patella einstrahlenden Quadricepsmuskel belasten, wie z.Bsp. beim Kniebeugen und beim Stiegen hinauf und hinunter gehen. In Ruhe bessern sich die Beschwerden, sie kommen aber typischerweise bei längerem Sitzen mit gebeugten Kniegelenken wieder zurück. Durch Strecken der Beine kann man den Schmerz minimieren („theater sign"). Im Rahmen einer Untersuchung hört und fühlt man oft eine deutliche Krepitation der Kniescheibe. Bei der Untersuchung des Knies kommt es zu einem Druckschmerz, wenn man die Kniescheibe nach rechts oder links verschiebt und von unten her auf die Rückfläche drückt, außerdem lässt sich der Schmerz auslösen, wenn man den Anpressdruck durch Druck auf die Kniescheibe erhöht.

Von den isolierten Schmerzen der Kniescheiben ist dagegen die **Chondomalacia patellae** abzugrenzen. Hier handelt es sich um eine (enzymatische?) Erweichung des Patellaknorpels, was in der Folge zu einer Femoropatellararthrose führen kann. Im MRT kann man abgeschwächte Signalintensitäten mit fokaler Verdünnung oder sogar Verlust des Gelenksknorpels, sowie subchondrale Zystenformationen erkennen. In der Athroskopie sieht man dann oft eine gerippte oder eine degenerierte retropatelläre Knorpeloberfläche.

Häufig geht eine Chondropathia patellae mit einer entzündlichen Reaktion einher. Dies erkennt man an einer Überwärmung und Schwellung des Knies wie bei einer Arthritis. Bei Entzündungsreaktionen ist der Einsatz von nicht-steroidale Antirheumatika in Erwägung zu ziehen.

Der Knorpel ist bei einer Chondropathie weicher als normal und damit anfälliger für Schädigungen. Deshalb ist es wichtig, das Knie in dieser Zeit nicht zu überlasten. Insbesondere ist es wichtig, dass der Anpressdruck auf die Kniescheibe reduziert wird, damit die Erkrankung nicht fortschreitet. Nach Möglichkeit also lange Kniebeugungen vermeiden (dabei ist der An-pressdruck sehr groß), außerdem sonstige Belastungen, die mit einer starken Beanspruchung der Kniescheibenrückfläche einhergehen (bekommt man in der Regel selber heraus, was alles zu einer Zunahme der Schmerzen führt). Patellofemorale Schmerzen können chronisch werden und sind schwer zu be-handeln. Anfangs sollte man Schmerzen auslösende Belastungen einstellen und in der Folge zuerst unter krankengymnastischer Anleitung ein gradu-elles Aufbautraining der Knie-Muskelgruppen durchführen. Der Einsatz von Kniebandagen zur Stabilisierung des Kniegelenks kann versucht werden.

Orthopädische/Mechanische Ursachen (Osteochondrosen)

Hier sind eine Reihe von häufigeren Erkrankungen mit großen Ähnlichkei-ten zu den Überlastungs-Syndromen zu nennen, die man allgemein unter dem begriff Osteochondrosen zusammenfasst. Einige dieser Osteochondrosen sind lediglich Varianten der normalen Ossifikation, andere resultieren aus Stress-belastungen, wieder andere entstehen aufgund einer avaskulären Nekrose mit oder ohne vorangehendem Trauma. Brower definiert die Osteochondrosen als „eine aseptische Schädigung der primären oder sekundären Ossifikation-zentren des wachsenden Kindes mit nachfolgender gradueller Resorption des toten Knochens und reparativen Ersatzes durch neues Knochengewebe". Die-se Prozesse zeigen ein gewisses Muster indem sie sich bevorzugt im noch unreifen Skellet abspielen und vor allem Epiphysen, Apophysen oder epiphy-soiden Knochen betreffen. Das radiologische Bild ist charakterisiert durch Fragmentationen, Kollaps und Sklerose der Knochenstrukturen, gefolgt von Reossifizierungen und Rekonstitution der Knochenkonturen. Von einem kli-nischen Standpunkt aus kann man die Osteochondrosen als idiopathische, erworbene, lokalisierte Störungen von Knorpel und Knochen, mit schmerz-haftem Charakter, definieren. Meist kommen sie isoliert, selten auch bilateral, bei Kindern zwischen dem 3. und 12. Lebensjahr vor und betreffen deutlich mehr Jungen als Mädchen. Die Osteochondrose ist eine bei Kindern häufige Erkrankung und diese Erkrankung geht meist gut aus, vielleicht mit Ausnah-me einzelner Fälle schwerer Beteiligung der Hüfte. Die wichtigsten Vertreter dieser Osteochondrosen sind der Morbus Perthes, der Morbus Scheuermann und der Morbus Köhler.

Morbus Perthes (Legg-Calvé-Perthes Erkrankung, Osteochondrosis deformans coxae juveniles, juvenile Hüftkopfnekrose). Die Perthes Erkrankung ist eine avaskuläre Nekrose des Hüftkopfes. Sie tritt mit einer Häufigkeit von 1:1200 Kindern zwischen dem 4. und 8. Lebensjahr auf. Knaben erkranken 5 mal häufiger als Mädchen. In 15 % tritt sie beidseitig auf. Die Ursache ist auch heute noch nicht ganz geklärt. Einerseits wird eine primäre Anlagestörung der zuführenden Blutgefäße mit Durchblutungsstörung des Hüftkopfes angenommen, andererseits vermutet man auch eine Skelettretardierung des Hüftkopfes im Sinne einer epiphysären Dysplasie oder es könnte sich um Mikrotraumen im Sinne von Mikrofrakturen und Stauchungen mit Einbruch des fragilen Spongiosagerüstes im kindlichen Hüftkopf handeln. Am ehesten ist die Pathogenese als ein multifaktorielles Geschehen durch das Zusammenwirken mechanischer und vaskulärer Faktoren zu erklären. Auffallend ist zumindest, dass es sich bei Kindern die an Morbus Perthes erkranken um körperlich besonders aktive Kinder handelt.

Betroffene Kinder fallen auf durch Hinken, Schmerzen in der Hüfte die auch in das Kniegelenk oder den Oberschenkelbereich ausstrahlen. Etliche asymptomatische Erkrankungen entgehen der klinischen Diagnose und werden gelegentlich erst im Rahmen einer radiologischen Diagnostik erfasst. Ein stärkerer Befall der Femurkopfepiphyse geht jedoch meist mit einer Bewegungseinschränkung des Hüftgelenks einher. Vor allem bei rotierenden Bewegungen und beim Abspreizen. Gesichert wird die Diagnose im Röntgenbild und im MRT. Kurz nach Krankheitsentstehung findet man radiologisch oft noch keine Auffälligkeiten, in der Folge unterscheidet man aber dann einen vierstufigen Verlauf:

1. Im Initialstadium sieht man eine kleinen Ossifikationskern, eine Erweiterung des Gelenksspaltes, Irregularitäten der Epyphyse, und subchondrale Aufhellungen.
2. Im Fragmentionstadium beginnt die knöcherne Epiphyse zu fragmentieren.
3. Es folgt das Reossifizierungsstadium mit zunehmender Wiedererlangung einer normalen Knochendichte.
4. Im Heilungsstadium finden wir wieder eine normale Knochenstruktur bei Weiterbestand einer Hüftkopfdeformität. Dieser Verlauf kann sich über Jahre erstrecken.

Frühzeitig kann die Erkrankung mit der Kernspintomographie nachgewiesen werden.

Die Prognose ist abhängig vom Schweregrad des Verlaufs. Umso schwerer die Nekrose war umso flacher wird die Hüftkopfkontur sein, und umso schlechter wird sie im Acetabulum Platz finden. Dies führt dann zu Bewegungsstörungen und kann in der Folge in eine Osteoarthritis münden. Somit ist das Ziel jeder Behandlung die Verhinderung der Hüftkopfdeformierung während der Phase der verminderten Belastbarkeit, sowie die Wiederherstellung der Gelenkskongruenz bei bereits eingesetzten Verformungen. Bei noch guter Hüftbeweglichkeit kann man konservativ durch Entlastungsmassnahmen und krankengymnastische Übungen die Beweglichkeit erhalten. Entlastung kann durch Stockstützen und verschiedene Orthesen erreicht werden. In schweren Fällen kann durch Varisationsosteotomien oder Beckenosteotomien versucht werden eine bessere Positionierung des Hüftkopfes zu erreichen. Ohne Behandlung heilen aber immerhin bis zu 60 % der betroffenen Hüften aus. Dabei fällt auf, dass Erkrankungen mit weniger als 50 % Beteiligungsgrad eine deutlich bessere Prognose aufwiesen.

Morbus Scheuermann (Adoleszentenkyphose). Die Scheuermann'sche Erkrankung wird auch juvenile Kyphose (jugendlicher Rundrücken) genannt und ist eine Ostenekrose der Wachstumsfugen der Wirbelkörper. Jungen und Mädchen sind gleich häufig betroffen. Die meisten Erkrankungen treten zwischen dem 10. und 15. Lebensjahr auf. Als Ursache werden repetitive Traumen der Wirbelkörper angenommen, es besteht auch eine gewisse familiäre Disposition. Man nimmt an, dass bestimmte die Wirbelsäule belastenden Sportarten, wärend der Wachstumsphase ursächlich zur Erkrankung beitragen. So ist die Erkrankung bei Ruderern, Geräteturnerinnen und Gewichtshebern deutlich erhöht.

Führendes Symptom ist eine „schlechte Haltung" was durch eine Hyperkyhose der Brustwirbelsäule bedingt ist, die sehr rigide wirkt und im Gegensatz zu allgemeinen Haltungsstörungen beim Aufrichtversuch nicht ausgeglichen werden kann. Gleichzeitig fallen oft auch nach vorne gezogene Schultern und eine Hüftbeugekontraktur auf. Radiologisch stellt man den Grad der Kyphose fest, sowie die Form der betroffenen Wirbelkörper mit typischer keilförmiger Deformierung mit Höhenminderung an der Vorderkante. Die Grund- und Deckplatten der Wirbelkörper, sowie die Randleisten weisen Irregularitäten infolge eingebrochenen Bandscheibenmaterials auf (Schmorl-Knötchen). Die Zwischenwirbelräume wirken verschmälert.

Therapeutisch strebt man durch Krankengymnastik eine Kräftigung der Rückenstreckmuskulatur an. Ist die Kyphose stärker als 70 ° und ist noch ein Wachstum von 4 Jahren und mehr zu erwarten, können diese Maßnahmen noch durch ein aufrichtendes Korsett unterstützt werden. Die Indikation zur operativen Therapie ist lediglich nach Wachstumsabschluss bei Kyphosen von mehr als 70° sowie chronischen Schmerzen gegeben. Die Prognose ist meist sehr gut und unabhängig vom radiologischen Befund. Ist die Kyphose bei Wachstumsabschluss nicht stärker als 60°, sind im Langzeitverlauf kaum Probleme zu erwarten.

Morbus Köhler (Osteochondrosis juvenilis ossis navicularis pedis). Aseptische Osteochondrose des Kahnbeines unbekannter Ursache. Es handelt sich wahrscheinlich um Vascularisierungsstörungen mit nachfolgendem Umbau des Kahnbeines. Im Röntgenbild sieht man eine Verschmälerung des Kahnbeines die von einem Kondensationsstadium über ein Fragmentationsstadium in eine Reparaturphase übergehen. Tritt meist bei Kindern zwischen dem 4. und 9. Lebensjahr auf. Im Vordergrund der Beschwerden stehen die meist geringgradigen Schmerzen nach Belastung und bei akten Verläufen auch die Schwellung des Fussinnenrandes. Um Schmerzen zu mindern, belastet das Kind meist instinktiv den Außenrand des betroffenen Fußes. Die Prognose ist meist sehr gut mit völliger Ausheilung.

Freiberg'sche Erkrankung. Es handelt sich um eine Osteonekrose des Kopfes des 2. Mittelfußknochens am Fuß. Möglicherweise geht der Erkrankung eine Verletzung voraus. Die Erkrankung ist selten und tritt häufig bei heranwachsenden Mädchen auf. Die Schmerzen verschlimmern sich mit körperlicher Bewegung. Bei der körperlichen Untersuchung findet sich eine Schmerzhaftigkeit unter dem Kopf des 2. Mittelfußknochens und gelegentlich auch eine Schwellung. Die Diagnose wird durch die Röntgenaufnahme bestätigt, obwohl es mehrere Wochen dauern kann, bis sich nachweisbare Veränderungen einstellen. Die Behandlung besteht in Ruhe und einer metatarsalen Einlage in den Schuh.

Epiphyseolysis capitis femoris (Hüftkopfepiphysenlösung, abgerutschte Hüftkappe, slipped capital femoral epiphysis). Die Hüftkopfepiphysenlösung ist eine seltene Erkrankung, die 3–10 von 100.000 Kindern, meist übergewichtige Knaben im mittleren Jugendalter, betrifft. Als Ursache wird eine Kombination biologischer und mechanischer Faktoren angenommen. Mit Eintritt des schnellen Wachstumsschubes wird die Femurepiphysenfuge im Bereich der Verkalkungszone geschwächt, weil die Ossifikation nicht mehr mit dem Knorpelanbau Schritt halten kann. Durch Gewichtszunahme und vermehrte körperliche Aktivität, kann es nun in den schwächsten Stellen der Wachstumsplatte zu Einrissen kommen, was schließlich zum Abgleiten des Hüftkopfes führen kann. Dieser Gleitprozess der Femurepiphyse läuft bei 60 % der Kinder sehr langsam über Monate bis Jahre ab. Das Abgleiten wird als milde eingestuft, wenn die Verschiebung nicht mehr als ein Drittel des Hüftkopfes ausmacht und als schwer wenn es darüber liegt. In ca. 30 % bis 40 % der Kinder wird im Laufe der Zeit auch die andere Hüfte mitbetroffen sein. Bei stärkerem Abgleiten in kürzerer Zeit droht eineDurchblutungsstörung mit folgender Hüftkopfnekrose.

Die Symptome der leichten Form sind wenig ausgeprägt. Anfänglich fallen leichtes Hinken und Schmerzen im Oberschenkel und Hüftbereich auf. Bei fortgeschrittenem Befund findet sich eine Außendrehstellung des Beines mit Verkürzung. Diese Fehlstellungen findet man auch im Akutstadium nach Verletzung (z. B. bei Weit- oder Hochsprung). Bei der Untersuchung fällt charakterischerweise eine verminderte Bewegungsfähigkeit der Hüfte auf. Durch die Röntgenuntersuchung, wie auch mit CT und MRT Untersuchung kann die Diagnose aufgrund des Nachweises der Dislokation des Hüftkopfes nach dorsal und kaudal gestellt werden.

Das Ziel der Therapie ist das Abrutschen der Epiphyse zu verhindern und die eventuelle Deformität zu beseitigen. Meist ist eine operative Fixierung mittels Drähten oder zentralen Schrauben, die aber das Längenwachstum nicht behindern dürfen, nötig. Bei frühzeitiger Entdeckung ohne wesentliche Dislokation ist die Prognose der Epiphysenlösung gut. In günstigen Fällen wachsen der Schenkelhals und das Hüftgelenk normal weiter. Sogar Dislokationen bis 50 % können noch ohne Entwicklung einer Sekundärarthrose ausheilen. Ungünstig ist die Prognose allerdings nach dem Eintritt einer Hüftkopfnekrose oder einer Chondrolyse.

Hypermobiliät. Die Verwechslung einer gutartigen Hypermobilität aufgrund der damit einhergehenden Gelenksschmerzen mit einer entzündlichen Arthritis ist wahrscheinlich eine der häufigsten Fehldiagnosen bei schmerzhaften Erkrankungen des muskuloskelletalen Systems im Kindesalter. Das Hypermobilitätssyndrom kommt in 25–50 % gesunder Kinder unter 10 Jahren vor. Mit dem Alter nimmt die Häufigkeit ab.

Eine Reihe von Kriterien können die Diagnose einer generellen Hypermobilität unterstützen

▶ Hyperextension der Finger parallel zum Unterarm
▶ Anlegen des Daumens an die Vorderseite des Unterarmes
▶ Hyperextension des Ellbogens > 10 Grad
▶ Hyperextension des Kniegelenkes > 10 Grad
▶ Passive exzessive Dorsalflexion des Sprunggelenkes
▶ Fähigkeit die Handflächen beim Vorwärtsbeugen mit gestreckten Beinen flach auf den Boden zu platzieren

Viele Kinder mit hypermobiler Symptomatologie weisen nicht alle, aber doch einige dieser Kriterien auf. Gelenksschmerzen treten meist erst am Nachmittag oder nach Beendigung körperlicher Betätigung auf. Es kommt meist zu wiederkehrenden tiefen Schmerzen in den Knien, Füßen oder Sprunggelenken. Bei Kindern, die Klavier oder Violine spielen, können auch die Finger betroffen sein. Körperliche Aktivität oder Training lösen die Schmerzen aus oder verstärken sie. Entzündungszeichen im Labor können nicht nachgewiesen werden, obwohl mittels Ultraschalluntersuchung manchesmals blande Ergüsse in den Kniegelenken festgestellt werden können. Manchmal wird über einige Minuten einer Morgensteifigkeit berichtet, Jugendliche klagen auch öfter über Rückenschmerzen. Hypermobilität bei älteren Kindern ist häufiger bei Mädchen anzutreffen. Obwohl angeborene Stoffwechselerkrankungen, wie das Ehlers-Danlos Syndrom ebenfalls durch Hypermobilität der Gelenke auffallen, wird bei einem Großteil der Kinder mit benigner Hypermobilität keinerlei Abnormalität nachgewiesen und es ist auch nicht evident, dass die benigne Hypermobilität zu degenerativen Arthritiden im späteren Leben prädisponiert. Es sollte auf keinen Fall dazu Anlass geben die Kinder nicht am täglichen Leben teilnehmen zu lassen. Die Kinder sollten allen normalen Aktivitäten nachgehen, die sie durchführen möchten, einschließlich Sport oder das Spielen von Instrumenten. Eine echte Behandlung ist selten notwendig. Therapeutisch ist eine Reduktion der körperlichen Belastungen meist ausreichend. Bei Sport, wie Fußball und Geräteturnen können Bandagen der betroffenen Gelenke mit Verminderung des Bewegungsumfanges sehr hilfreich sein.

Differentialdiagnostisch muss auch an das Vorliegen eines Ehlers-Danlos-Syndroms, eines Marfan-Syndroms und einer Osteogenesis imperfecta gedacht werden. Auch Kinder mit Trisomie 21, William's Syndrom und Homozystinurie fallen durch Hypermobilität auf.

Andere Differenzialdiagnosen schmerzhafter Gelenksekrankungen

Auch andere, zum Teil bösartige Erkrankungen, die Anlass zur sofortigen diagnostischen Abklärung geben, können teilweise als erstes Krankheitssymptom eine Arthralgie oder Arthritis aufweisen, bevor die anderen, mehr krankheitstypischen Symptome zur Diagnose führen. Dazu zählen:

▶ metabolische Erkrankungen wie die Gicht
▶ hämatologische Erkrankungen wie Hämoglobinopathien und Hämophilie Diabetes Mellitus Typ I
▶ Zystische Fibrose
▶ Immundefekterkrankungen
▶ maligne myeloproliferative Erkrankungen wie Leukämien
▶ tumoröse Erkrankungen wie Osteosarkom und Ewingsarkom

X Schmerzverstärkungssyndrome

M. Sailer-Höck

Einleitung

In Kinderrheumambulanzen werden eine ganze Reihe von Patienten mit verschiedensten muskuloskeletalen Schmerzen vorgestellt. Typischerweise können bei diesen Patienten für die Heftigkeit der Beschwerden und dadurch bedingtem Ausmaß der Beeinträchtigung im Alltag keine ausreichenden entzündlichen oder degenerativen Veränderungen gefunden werden.

Diese Patienten stellen ein besonderes diagnostisches Problem dar und Schicksal dieser Kinder ist oft, dass sie von Arzt zu Arzt geschickt werden, verschiedenste Therapie erhalten, die üblicherweise nicht von Erfolg gekrönt sind.

Erst im späten 20. Jahrhundert wurde man überhaupt auf chronische muskuloskeletale Schmerzen beim Kind aufmerksam. So stammt die erste Beschreibung eines Kindes mit Sympathikusreflexdystrophie aus dem Jahr 1971 und die der Fibromyalgie im Kindesalter aus dem Jahr 1985.

Die Einteilung kann in regionale und generalisierte Schmerzverstärkungssyndrome erfolgen. Wichtigstes Kriterium sind chronische, meist diffuse Schmerzen des Bewegungsapparartes, für die keine zugrunde liegende Erkrankung gefunden werden kann.

Der Beginn dieser Erkrankungen liegt meist im späten Kindesalter oder in der Adoleszenz und nur ganz selten im Kleinkindesalter. Mädchen sind häufiger betroffen als Knaben.

Die Ursache der verschiedenen idiopathischen mukuloskeletalen Schmerzen ist nach wie vor nicht geklärt, mitunter besteht ein zeitlicher Zusammenhang zwischen Auftreten der Beschwerden und einer Bagatellverletzung oder auch psychischem Stress. Wieweit dies auch einen kausalen Zusammenhang darstellt, ist nicht geklärt. Nicht selten findet sich eine familiäre Häufung, wobei Schmerzerleben und Schmerzbewältigung der Eltern die Schmerzverarbeitung der Kinder beeinflussen.

X.1   Regionale Schmerzsyndrome

Klinische Symptomatik

Häufig findet sich in der Anamnese eines Kindes mit regionalem Schmerz-syndrom ein fragliches Bagatelltrauma, wie zum Beispiel, „da habe ich mir vermutlich den Arm angeschlagen". Die Schmerzen verstärken sich allerdings im Verlauf und stehen in keiner Relation zu dem fraglichen Trauma. Diese Schmerzen führen meist zu einer deutlichen funktionellen Beeinträchtigung, wobei die Beschwerden typischerweise nicht auf Analgetika ansprechen. Nicht selten erfolgt bei diesen Kindern eine Gipsruhigstellung der betroffenen Ex-tremität, was auch vorübergehend zu einer Besserung führen kann. Nach Gips-abnahme sind die Schmerzen aber meist stärker als zuvor.

Allodynie kann sehr ausgeprägt sein, das heißt der Patient verspürt starke Schmerzen auf nicht schmerzhafte Stimuli, was zu einer deutlichen funktio-nelle Beeinträchtigung führen kann.

Prinzipiell kann jede Region betroffen sein und manche Kinder berichten über mehrere schmerzhafte Regionen. Die unteren Extremitäten sind häufiger betroffen als die oberen Extremitäten und die peripheren Teile häufiger als die proximalen. Mitunter kann auch eine kleine definierte Region wie ein Finger oder die Nase betroffen sein.

Komplex regionales Schmerzsyndrom Typ I

Eine typische Form der regionalen Schmerzsyndrome stellt das komplex re-gionale Schmerzsyndrom Typ I dar, früher auch als Sympathikusreflexdystro-phie oder Morbus Sudeck bezeichnet. Zusätzlich zu den bereits oben beschrie-benen starken Schmerzen mit „Hyperalgesie" und Allodynie (leichte Berüh-rungen werden als starker Schmerz empfunden) finden sich auch passagere oder bleibende Ödeme, livide Verfärbung, sowie vermehrte Transpiration. Die betroffene Region kann sich kühler anfühlen als die Umgebung. Der Verlauf ist gekennzeichnet durch zunehmende Funktionseinbußen und auch trophi-schen Veränderungen von Haut und Nägeln. Unbehandelt kann es zu progres-siver Muskelatrophie mit massiver Bewegungseinschränkung und Osteoporo-se kommen.

Diagnose

Die Diagnose eines komplex regionalen Schmerzsyndroms und anderen regionalen Schmerzsyndromen kann meist durch die klinische Symptomatik vermutet werden. Im Labor fehlen üblicherweise Entzündungszeichen, oder immunologische Marker. Röntgen- und Magnetresonanz dienen zum Ausschluss knöcherner Verletzungen oder Tumoren. Sie ergeben meist unauffällige Befunde oder zeigen eine Inaktivitätsosteoporose. Für die Diagnose des komplexen regionalen Schmerzsyndroms kann eine verminderte Schweißsekretion im Ninhydrintest hilfreich sein oder eventuell auch eine Stellatumblockade oder passagere medikamentöse Hemmung des Sympathikus, die zu einer vorübergehenden Beschwerdefreiheit führen können.

Therapie

Wichtig sind der frühzeitige Einsatz einer „aktivierenden multimodalen Therapie" mit aktivierender Physiotherapie, Desensitierung mit Handtuchreiben und Wechselbädern, sowie Übungen zur Erlernung von Körperwahrnehmung, Entspannungstechniken und autogenes Training. Hilfreich ist auch die Elimination von Stressfaktoren, geregelte Schlafenszeiten und die Vermeidung von Inaktivität.

X.2 Generalisierte Schmerzverstärkungssyndrome

Klinische Symptomatik

Der Beginn der Erkrankung ist meist schleichend, wobei die Angaben über Lokalisation und Schmerzcharakter oft sehr ungenau sind. Die Symptomatik ist bei diesen Patienten wesentlich komplexer als bei den regionalen Schmerzsyndromen, so klagen diese nicht selten über Schlafstörungen, einen nicht erholsamen Schlaf und depressive Stimmung. Die Schmerzen sind meist diffus verteilt am Rücken, Thorax, Abdomen, Kopf und auch Extremitäten. Häufig finden sich auch Konversionssymptome, so wird auch über ein Taubheitsgefühl, Paresen, Schwindel oder auch Sehstörungen berichtet. Auch Essstörungen werden beobachtet. Auffallend ist bei vielen dieser Patienten ein indifferentes Verhalten gegenüber Schmerzen, das heißt beim Bericht von selbst stärksten Schmerzen bleibt das Gesicht des Patienten meist ausdruckslos oder zeigt sogar ein Lächeln. Nicht selten sind diese Kinder gute Schüler, haben eine Reihe von Freizeitaktivitäten und werden von ihrem Umfeld als sehr angepasst und perfektionistisch beschrieben.

Eine große Anzahl der Kinder mit generalisiertem Schmerzverstärkungssyndrom weist nicht, die zur Diagnose einer Fibromyalgie geforderten Druckpunkte auf, sind aber sonst von der Symptomatik her nicht von Fibromyalgiepatienten zu unterscheiden.

Generalisierte Fibromyalgie

Klinische Symptome. Neben den diffusen mukuloskeletalen Schmerzen finden sich bei der Fibromyalgie genau definierte, symmetrische Druckpunkte, an denen auf Druck starke Schmerzen angeben werden. Ein Schema mit diesen Druckpunkten ist in Abb. 28 dargestellt.

Typischerweise berichten diese Patienten auch über Kopfschmerzen, Schlafstörungen, sie wachen am Morgen „völlig unausgeruht auf", fühlen sich steif, häufig sind auch schlechter Appetit und Verdauungssssstörungen und unbegründete Ängstlichkeit. Das Ausmaß der Schmerzen und Steifigkeit führt meist zu einer starken Beeinträchtigung des Alltages. Sport und andere Freizeitaktivitäten werden eingestellt und auch die notwendigen täglichen Verrichtungen werden zur Qual. Die Erkrankung betrifft meist Mädchen im Pubertätsalter.

Sekundär kann die Fibromyalgie im Rahmen verschiedener entzündlicher Erkrankungen, wie dem systemischen Lupus erythematodes oder auch bei der juvenilen idiopathischen Arthritis auftreten.

Diagnosekriterien. Während für die Fibromyalgie im Erwachsenenalter 1990 vom American College of Rheumatology (ACR) Diagnosekriterien publiziert wurden, gibt es für Kinder und Jugendliche bis jetzt keine anerkannten Diagnosekriterien.

Laut ACR-Kriterien müssen generalisierte Schmerzen in mindestens 3 Körperregionen mehr als 3 Monate bestehen und mindestens 11 von 18 definierten Druckpunkten über mindestens 3 Monate nachweisbar sein. In dieser Definition der Fibromylagie waren Allgemeinsymptome, die in verschiedenen Quellen als Nebenkriterien gelten, nicht berücksichtigt. Dies sind vegetative Beschwerden wie übermäßiges Schwitzen, Zittern, trockener Mund, sowie funktionelle Störungen, wie Schlafstörungen, chronische Kopfschmerzen, Abgeschlagenheit, depressive Verstimmung und Ängstlichkeit, Verdauungsprobleme oder Dysurie.

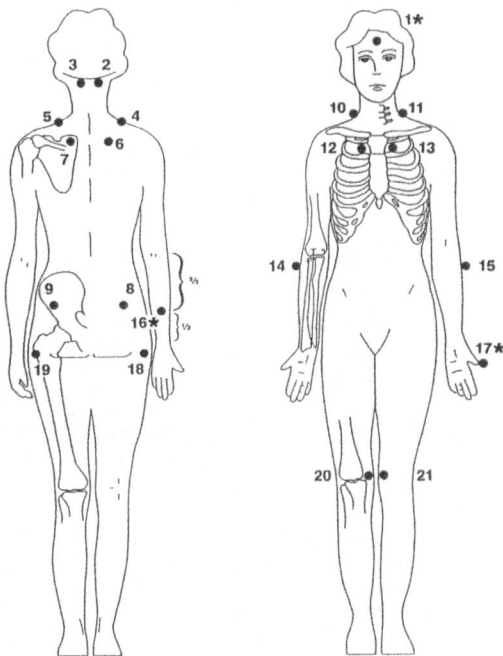

Typische symmetrische Druckpunkte bei Fibromyalgie

1.   Stirnmitte*
2., 3.:   Suboccipitaler Muskelansatz
4., 5.:   Oberrand Musculus trapezius
6., 7.:   M. supraspinatus; oberhalb des medialen Randes der Spina scapulae
8., 9:   Gluteal, oberer äußerer Quadrant
10., 11.: Querfortsätze c5-c7
12., 13.: Knorpel - Knochengrenze 2. Rippe
14.,15.: Epicondylus lateralis humeri
16.:   Dorsalseite Unterarm* (Übergang mittleres zum unteren Drittel)
17.:   Daumennagel*
18., 19.: Trochanter major
20.,21.: Knie (medialer Fettkörper proximal des Gelenkspalts)

1*, 16*, 17*:   Kontrollpunkte

Abb. 28

Yunus, der 1985 die erste Studie über Fibromylagie im Kindes- und Jugendalter publizierte, schlug zusätzlich zu generalisierten muskulskeletalen Schmerzen in 3 Körperregionen, die mindestens 3 Monate anhalten müssen, ein Minimum von 5 Druckpunkten vor, zusätzlich sollten midestens 3 weitere Kriterien vorhanden sein, wie generelle Müdigkeit, schlechter Schlaf, chronische Ängstlichkeit oder Angespanntheit, chronische Kopfschmerzen, Colon irritabile, Taubheitsgefühl, subjektives Gefühl von Weichteischwellungen, Schmerzabhängigkeit von körperlicher Aktivität, Wetter oder Stressfaktoren. Wenn 5 dieser 10 Kriterien vorhanden sind reichen zur Diagnsoestellung auch der Nachweis von 4 Druckpunkten. In den verschiedenen mittlerweile erschienen Studien wurden sowohl die Kriterien von Yunus, als auch die ACR-Kriterien und eine Abwandlung derselben verwendet.

Differentialdiagnose. Rheumatische Erkrankungen, wie die juvenile idiopathische Arthritis oder der Lupus erythematodes können meist leicht durch klinische und Laboruntersuchungen ausgeschlossen werden. Ebenso müssen maligne oder endokrine Erkrankungen ausgeschlossen werden. Mitunter kann eine Abgrenzung zum „chronic fatigue Syndrom" schwierig sein, vor allem wenn mukuloskeletale Schmerzen dabei sind. Psychogene Schmerzen zeigen ein oft bizarres Muster, sind häufig emotional überlagert und inkonstant.

Ursache. Trotz intensiver Forschung ist die Ursache der Fibromyalgie noch nicht ausreichend geklärt. Einerseits scheint bei Fibromyalgiepatienten die Schmerzverarbeitung im Gehirn gestört zu sein. Dabei dürften veränderte Konzentrationen von Serotonin und der Substanz P eine wichtige Rolle spielen, es kommt zu einer erhöhten Empfindlichkeit der Nervenzellen für Schmerzreize. Es konnte auch gezeigt werden, dass Fibromyalgiepatienten ein geändertes Schlafmuster haben, sie haben weniger Tiefschlafphasen als gesunde Testpersonen.

Therapie. Die Behandlung der Fibromyalgie ist schwierig und langwierig, es gibt keine causale Therapie. Nichtsteroidale Antirheumatika sind meist unwirksam und sollten vermieden werden. Mitunter können Trizyklische Antidepressiva bei starker depressiver Verstimmung oder Schlafstörungen eine Besserung bringen.

Im Vordergrund stehen aber nicht medikamentöse Behandlungskonzepte in denen die Patienten lernen sollen, mit Schmerz umgehen zu können („coping strategies"). Wichtig ist eine genaue Aufklärung des Patienten und seiner Eltern bezüglich der Erkrankung, inklusive der Versicherung, dass man die Beschwerden des Kindes ernst nimmt, sowie eine Beratung bezüglich eines geregelten Tagesablaufes. Vermeidung von Stressfaktoren, geregelte Schlafensgehzeiten, ausreichend langer Schlaf, regelmäßiges Essen, regelmäßig leichte sportliche Betätigung, Physiotherapie und wenn nötig auch psychologische Betreuung gehören dazu. Als besonders wichtig soll hervorgehoben werden, dass Phasen der Inaktivität vermieden werden sollten.

X.3   Schmerzevaluation

Schmerz ist der subjektive Ausdruck einer unangenehmen Empfindung verbunden mit einer aktuellen oder durchgemachten Gewebsschädigung. Für den Beobachter ist es praktisch unmöglich sicher zu sagen, wie stark die Schmerzen des Kindes sind. Der wichtigste Punkt in der Schmerzevaluation und Schmerzbehandlung ist der, dass die Angaben des Kindes bezüglich Schmerz und Intensität der Schmerzen geglaubt werden. Eine effektive Behandlung bedingt auch, dass der Patient weiß, das seinen Angaben Glauben geschenkt wird. Sehr hilfreich zur Beurteilung der Intensität der Schmerzen sind Schmerzskalen von 1–10, wobei 0 keinen Schmerz und 10 den schlimmsten Schmerz, den man sich vorstellen kann repräsentieren. Speziell für Kinder gibt es so genannte „Face rating scales". (Abb. 29)

Gesichtsausdruckskala
Wie geht es Dir heute?
Welcher Gesichtsaudruck passt zu deiner heutigen Verfassung?
Stärkste, vorstellbare Schmerzen, du fühlst dich sehr schlecht -------- keine Schmerzen,
sehr gut aufgelegt

Abb. 29 Gesichtsausdruckskala

XI   Krankheitsbewältigung im Alltag

I. Pilz

Kindliches Rheuma kann schon im Kleinkindesalter beginnen. Oftmals dauert es lange, bis das Kind von einem in „Kinderrheumatologie" erfahrenen Arzt oder einer Ärztin gesehen wird und die **Diagnose „JIA"** gestellt wird.

Die Diagnose „JIA", eine chronische Krankheit mit all ihren Folgen zu haben, bedeutet für das Kind und seine Familie immer einen **Schock**, dessen **Bewältigung** lange Zeit braucht.

Aufklärung über den möglichen Krankheitsverlauf, Untersuchungen, Therapien und vieles mehr sind nötig, um mit der Erkrankung umgehen und aktiv den Alltag bewältigen zu können.

Da diese Erkrankung bei Kindern relativ selten vorkommt – Rheuma ist in der Bevölkerung durch die Heterogenität der Erkrankungen meist bei alten Menschen bekannt – ruft die Diagnose Unverständnis im sozialen Umfeld hervor.

Einerseits ist es ein Vorteil, dass man vielen Kindern bzw. Jugendlichen ihre schwere Erkrankung nicht ansieht, anderseits entstehen dadurch Missverständnisse und verständnislose Reaktionen der Mitmenschen. Es ist für das „Wohlfühlen in der Gruppe" besonders wichtig, dass im Kindergarten bzw. in der Schule Pädagogen und Kinder über die Krankheit des rheumakranken Kindes aufgeklärt werden.

Die **Reaktionen** der betroffenen Kinder auf die Entzündung in den Gelenken sind sehr unterschiedlich, abhängig vom Alter, der Konstitution, aber auch von der Verlaufsform der Erkrankung. **Kleinkinder** zum Beispiel klagen trotz hoher Entzündungsaktivität selten über Schmerzen, sie nehmen oftmals eine Schonhaltung ein, möchten getragen werden, werden still und ziehen sich zurück. Der Schlaf ist gestört, sie sind besonders am Morgen müde und steif, der Appetit ist schlecht und sie nehmen ab.

Kindergarten

Im **Kindergarten** ist nach entsprechender Elternschulung durch den behandelnden Kinderrheumatologen die Kindergartenpädagogin zu überzeugen, dass das Kind bei Entzündung von Gelenken der unteren Extremität nicht wie alle anderen springen und laufen darf, sondern dass es sich am besten auf einem Dreirad fortbewegen soll. Bei Befall der Handgelenke und Hände ist die

Schienenversorgung wesentlich. Die Kinder müssen immer wieder erinnert und ermuntert werden, die Schienen im Alltag zu tragen. Man muss auch bedenken, dass es meist für die Patienten eine Überwindung bedeutet, Schienen zu tragen und z. B. ein Musikinstrument nicht mehr spielen zu dürfen.

Um die Compliance zu verbessern, werden diese Funktionsschienen von den Ergotherapeuten in der Wunschfarbe des Kindes angefertigt. Es ist keine einfache Aufgabe für die Kindergartenpädagogin, die Integration eines chronisch kranken Kindes in der Gruppe zu erreichen. Dies ist aber ganz wesentlich für die soziale und psychische Entwicklung eines rheumakranken Kindes.

Impfungen sollten wenn möglich vor Beginn einer Basistherapie durchgeführt werden. Ohne Impfung kann es in einem Erkrankungsfall zu schwerwiegenden Folgen kommen. Feuchtblattern z. B. können bei immunsupprimierten Kindern äußerst schwere Verläufe zeigen. Ebenso sind „Lebendimpfungen" unter Immunsuppression bzw. im Schub nicht ratsam. Vor Nachimpfungen kann man den entsprechenden Impf-Antikörper bestimmen, um den Impfschutz zu überprüfen. Es ist Aufgabe des betreuenden Kinderrheumatologen die Eltern entsprechend zu beraten.

Schulalltag

Ähnlich wie im Kindergarten ist es Voraussetzung für die **Integration** des Kindes in den Klassenverband, Lehrer, Schularzt und Mitschüler über die Krankheit zu informieren. Ein rheumakrankes Kind bedarf, um den Schulalltag bewältigen zu können bestimmter Ausnahmen, die keine Bevorzugung sondern Notwendigkeiten darstellen. Wenn Hüften, Knie Sprunggelenke oder Füße betroffen sind, ist das Stiegensteigen so gering wie möglich zu halten. Ideal wäre ein Klassenzimmer im Erdgeschoß. Falls vorhanden, sollte eine Liftbenützung oder eine **Hilfestellung** durch Erwachsene gewährleistet werden.

Da Schultaschen sehr schwer sein können, ist ein **„zweiter Schulbuchsatz"** wichtig.

Sind Finger und Handgelenke betroffen, sollten Kinder bzw. Jugendliche **Funktionsschienen** tragen. Griffverdickung, Benützung eines Laptops sind hilfreich. Eine **Zeitverlängerung** bei schriftlichen Arbeiten um die Hälfte der Zeit kann mit ärztlicher Bestätigung gewährt werden (Schulgesetz).

Rheumakinder mit einer **Augenmitbeteiligung** bedürfen besonderer Unterstützung.

Bei Problemen mit der Halswirbelsäule oder bei Augenmitbeteiligung sollte das Kind frontal und nicht verdreht zur Tafel sitzen. Ein Schrägpult zum Schreiben, Zeichnen und Lesen ist für die aufrechte Haltung wichtig (Sessel ist ev. anzupassen). Beim Basteln und Handarbeiten ist neben der Griffverdickung eine „Rheumaschere" hilfreich, oftmals ist es jedoch nötig, Rheuma-kinder von Zeichen, Werk- und Turnunterricht zu befreien. Auch Teilbefrei-ungen sind bei verständnisvollen Lehrern möglich und sinnvoll. Statt Laufen, Hüpfen und Geräteturnen sollten Gymnastik, Schwimmen und Radfahren am **Sportprogramm** stehen. Bei schweren Krankheitsschüben, wenn Gelenke ge-schwollen, überwärmt und schmerzhaft sind, wird eine Turnbefreiung not-wendig sein, um das Kind zu schonen und das Entstehen von Gelenksfehlstel-lungen zu vermeiden.

Zu einer guten Integration in die Klassengemeinschaft gehören auch ge-meinsame Ausflüge – das Kind sollte, falls möglich, daran teilnehmen (Beglei-tung, Roller, usw.).

Auch kann das **Allgemeinbefinden** des Rheumakranken infolge eines Krankheitsschubes besonders am Morgen oder auch gelegentlich infolge Medikamentennebenwirkung beeinträchtigt sein (Müdigkeit, Kopfschmerz, Konzentrationsstörungen, Steifheit, Gelenksschmerzen, Übelkeit etc.).

Fehlzeiten durch Krankheitsschübe, Arztkontrolltermine, Therapie bei Physio- und Ergotherapeuten sind häufig. Verständnis und Hilfestellung von Lehrern und Mitschülern lassen das Kind auch gerne in die Schule gehen und den für sein späteres Leben so wichtigen Alltag leichter meistern.

Familie

Die Eltern-Kindbeziehung bzw. die Stellung des rheumakranken Kindes in der Familie zu den Geschwistern verändert sich meist mit der Zeit. Das bei den Kindern noch fehlende Krankheitsbewusstsein, der schubhafte Krankheits-verlauf, das Verzichten auf geliebte Tätigkeiten, wie z. B. Fußballspielen, Ballett oder das Spielen bestimmter Musikinstrumente, trifft sie hart. Dennoch sollte das Kind bei vielen Freizeitaktivitäten dabei sein und neue Interessen geweckt werden.

Verständlich ist, dass sich anfangs in der Familie alles um das kranke Kind dreht. Es ist wichtig, dem Kind Zuwendung und Zeit zu widmen. Geschwister fühlen sich oft von den Eltern vernachlässigt oder von den Patienten terro-risiert. Jeden Wunsch zu erfüllen, ist ebenso falsch, wie alles zu verbieten. Es ist für die psychische Entwicklung und Krankheitsbewältigung von großer Bedeutung, Grenzen zu setzen und den Alltag möglichst normal zu gestalten.

Jugendliche

Bei Jugendlichen kann die rheumatische Erkrankung manchmal schon seit früher Kindheit bestehen oder sie sind gerade erst erkrankt. Für Jugendliche, die „ihre Krankheit" schon kennen, ist es einfacher. Wichtig für alle ist die Berufswahl, wobei diese nicht immer mit dem Berufswunsch übereinstimmt. Berufe mit starker körperlicher Belastung kommen für die meisten nicht in Betracht. Wichtig ist ein guter Schulabschluss, um mehr Chancen in der Berufswahl zu haben.

Positiv wirkt sich das „Erwachsen werden" über die Ablösung von den Eltern hin zur „Selbstverantwortung" meist auf den Umgang mit der Erkrankung im Alltag aus. Das aktive Mitarbeiten bei den Rehabilitationsmöglichkeiten. (Physio-, Ergotherapie) und die Compliance bei der Medikamenteneinnahme, sowie bei den Kontrollen steht im Mittelpunkt. Manchmal verleugnen jugendliche Patienten ihre Erkrankung und lehnen deshalb jede Hilfestellung ab. Ein partnerschaftlicher Umgang zwischen Patient und Arzt ist in dieser Alterstufe besonders wichtig, um ein offenes Gespräch zu ermöglichen und Vertrauen zu schaffen. Sexualität, Verhütung, Nikotin, Alkohol und Drogen und Interaktion mit Basismedikamenten sind wichtige Themen.

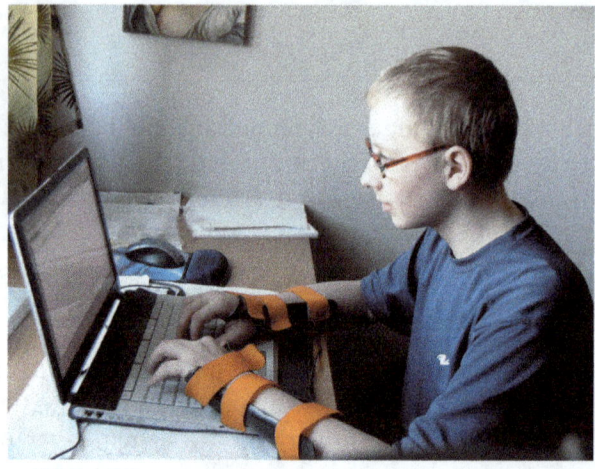

Abb. 30

Transition

Überstellung zu den Erwachsenenrheumatologen sollte behutsam erfolgen. Zwischen dem 17. und vollendeten 18. Lebnsjahr müssen die Jugendlichen die bekannte Betreuungsinstitution verlassen. Wünschenswert ist eine persönliche Übergabe des Patienten durch den betreuenden Kinderrheumatologen an einen „Erwachsenenrheumatologen", wobei die bisher bestehende Teamarbeit zwischen Patienten, Kinderrheumatologen, Orthopäden, Augenarzt, Hausarzt und den entsprechenden Therapeuten ab nun von diesem koordiniert werden sollte. Die Einbeziehung der Eltern wird ab diesem Zeitpunkt allmählich abnehmen. Umso wichtiger ist es, dass junge Erwachsene in dem Rheumatologen einen fixen Ansprechpartner sehen. Ein Konzept für die Transition wurde von der Arbeitsgruppe „Pädiatrische Rheumatologen" der ÖGKJ ausgearbeitet.

XII   Informationen für Eltern und Betroffene

I. Pilz und Ch. Huemer

XII.1   Soziale Unterstützung und Beihilfen

▶ **Erhöhte Familienbeihilfe:** wird gewährt, wenn das Kind an einer nicht nur vorübergehenden (= voraussichtlich länger als 3 Jahre dauernden) gesundheitlichen Beeinträchtigung leidet und der Grad der Behinderung mindestens 50 % beträgt. Der Antrag auf erhöhte Familienbeihilfe ist beim zuständigen Wohnsitz-Finanzamt zu stellen. (Formular unter www.bmf.gv.at).
Die Untersuchung erfolgt dann durch einen ärztlichen Sachverständigen des Bundessozialamtes (www.basb.bmsg.gv.at/cms/basb/- Befunde bereithalten!) Sozialtelefon: 0800/20 16 11; Familieninfo: 01/059988, www.sozialinfo.at.
Bei geringem Einkommen ist eine Befreiung von Rezept und Krankenscheingebühr, von Rundfunk- und Fernsehgebühr sowie ein Zuschuss zum Fernsprechentgelt möglich.
▶ Einstufung der Behinderung und ein **Behindertenpass** sind beim Bundessozialamt im jeweiligen Bundesland zu beantragen (bundessozialamt@ basb.gv.at). Informationen über mögliche finanzielle Unterstützungen bzw. Begünstigungen sind ebenfalls dort zu erhältlich.
▶ **Pflegegeld:** Menschen mit einem erhöhten Pflegebedarf (Betreuung und Hilfe) können wegen einer körperlichen, geistigen oder psychischen Behinderung bzw. Sinnesbehinderung, die voraussichtig mindestens 6 Monate andauert, nach dem Bundes- bzw. Landespflegegesetz, Pflegegeld erhalten. Die Untersuchung und Einstufung erfolgt durch ein ärztliches Sachverständigengutachten. Das Pflegegeld wird je nach erforderlichem Pflegebedarf in 7 Stufen gewährt. Der Antrag ist bei der zuständigen Bezirkshauptmannschaft, Magistrat bzw. Gemeinden zu stellen. Auskünfte: **Pflegetelefon** des BM für Soziales und Konsumentenschutz: **0800/20 16 22)**
▶ **Fahrtendienste:** Eine Kostenübernahme bei Fahrtendiensten zu Therapien bzw. ambulanten Kontrollen (z. B. Krankenhaus) ist bei der zuständigen Krankenkasse einzureichen und bewilligen zu lassen.
Fahrtendienste zum Schulbesuch sind in der Schule zu beantragen, wird aber in den einzelnen Bundesländern unterschiedlich gehandhabt.

▶ **Hilfsmittel:** Finanzielle Unterstützung über „Unterstützungsfond" der meisten Krankenkassen möglich.

▶ **Steuerausgleich:** beim jährlichen Steuerausgleich können bei erhöhter Familienbeihilfe verschiedene Ausgaben im Zusammenhang mit der Krankheit (auch rückwirkend ab Zuerkennungszeitpunkt), wie z. B. Apothekenrechnungen oder Schul- bzw. Studienbeihilfen geltend gemacht werden (www.bmf.gv.at-Steuerbuch).

▶ Ein Wegweiser durch Ämter und Behörden: www.help.gv.at.

XII.2   Rheumaliga, Selbsthilfegruppen und Info-Homepages

▶ **Österreichische Rheumaliga (Dachorganisation)**
Kontakt: Frau Daniela Loisl (Präsidentin)
Tel.: 0043-664-504 52 42
E-Mail: daniela.loisl@aon.at

Landesgruppen:

▶ Steiermark:
Fr .Margit Walch
Tel.: 0043-316-37 73 37, H: 0043-664-120 31 03
E-Mail: walch.wolfgang@aon.at

▶ Vorarlberg:
Fr. Jutta Sturn
Tel.: 0043-664-630 29 78
E-Mail: jutta.sturn@cable.vol.at

▶ Burgenland:
Patrick Hanakamp
Tel.: 0043-664-431 40 48 oder 0043-699-119 449 82
E-Mail: patrick.hanakamp@everymail.net

▶ Kärnten:
Hamdi Dobratiqi
Tel.: 0043-4240-204 89 oder 0043-664-340 452
E-Mail: valentine@aon.at
Website: www.rheumakind.at

▶ Rheumalis
(SHG für Eltern rheumakranker Kinder und Jugendliche)
Fr. Karin Formanek (Wien)
Tel.: 0043-1-974 88 55, 0043-699-1974 88 55; Fax: 0043-1-974 88 55
E-Mail: arcimboldesk@yahoo.de, shgrheumalis@yahoo.com
Website: www.rheumalis.org

▶ Sommercamp für Kinder und Jugendliche mit Rheuma (6–16 Jahre)

Wird seit 1980 im Sommer für 3 Wochen in Warmbad Villach vom Österreichischen Jugendrotkreuz gemeinsam mit Kinderrheumatologen und Orthopäden veranstaltet.

Informationen und Anmeldungen:

Österreichisches Jugendrotkreuz
Generalsekretariat: 0043-1-589 00-173;
E-Mail: jugendrotkreuz@roteskreuz.at;
Website: www.jugendrotkreuz.at/sommercamps

▶ **Info-Homepages**

www.printo.it/pediatric-rheumatology: ausgezeichnete vielsprachige Info-Homepage für Betroffene mit ausführlichen Informationen zu Krankheitsbildern, Therapien; Kontaktangaben für europäische Zentren und Selbsthilfegruppen

www.agkjr.de: offizielle Homepage der deutsch-österr.-schweizerischen Gesellschaft für Kinder- und Jugendrheumatologie

www.rheumakids.de: Rheuma-Homepage für Kinder und Jugendliche mit ausgezeichneten Tipps und Hilfsangeboten für die Patienten

www.rheumanetz.at: österreichische Rheuma-Plattform mit ausführlichen Informationen und Links zu: Österr. Gesellschaft für Rheumatologie und Österr. Rheumaliga

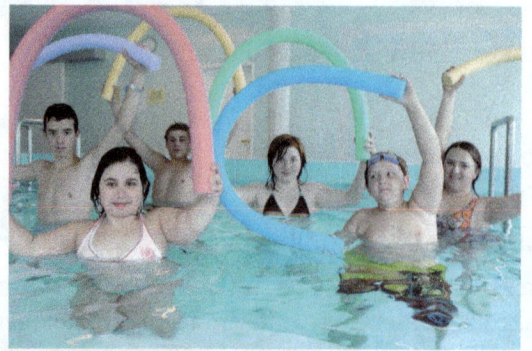
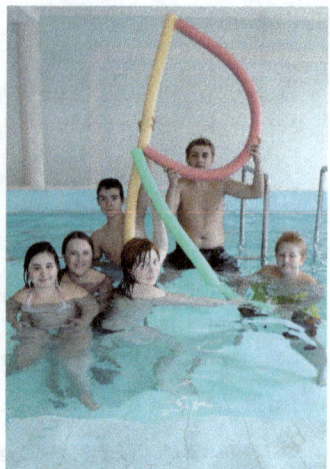
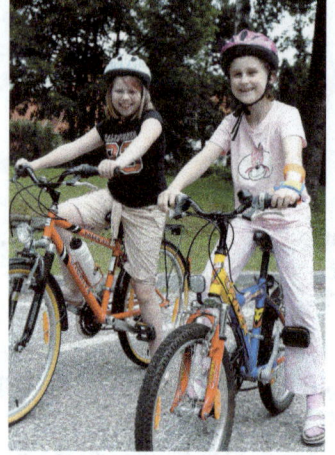
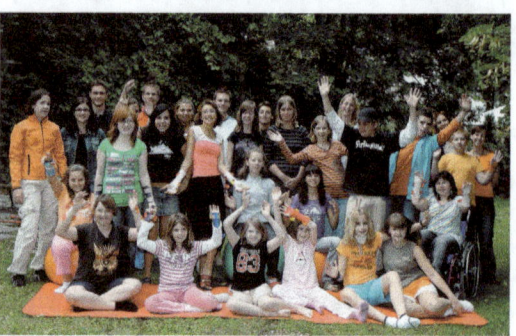
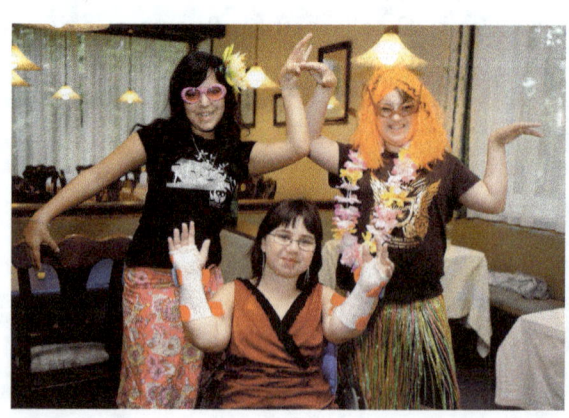
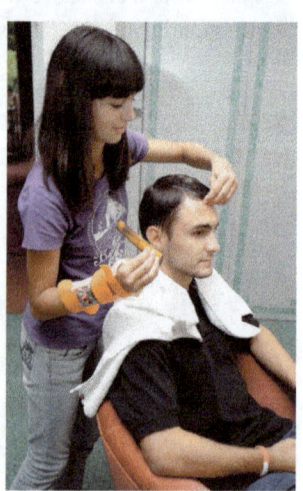

(Fotos: ÖJRK/Anna Stöcher)

XII.3   Rheumaambulanzen für Kinder und Jugendliche

Vorarlberg:

Prim. Univ. Doz. Dr. Christian Huemer
Dr. Andreas Kurringer
Dr. Dipl. Psych. Martina Huemer
Abteilung für Kinder- und Jugendheilkunde, LKH Bregenz
Carl-Pedenz-Str. 2
A-6900 Bregenz
Tel.: 0043-5574-401-1500; Fax: 0043-5574-401-8945
E-Mail: christian.huemer@lkhb.at

Wien:

Dr. Helga Schacherl
Dr. Ingrid Pilz
Gottfried von Preyersches Kinderspital
Schrankenbergg. 31
A-1100 Wien
Tel.: 0043-1-60113-3907; Fax: 0043-1-60113-1309
E-Mail: helga.schacherl@wienkav.at
           ingrid.pilz@gmx.at

Dr. Gottfried Artacker
Abteilung für Kinder- und Jugendheilkune, Donauspital Wien
Langobardenstr. 122
A-1220 Wien
Tel.: 0043-1-28802-0; Fax: 0043-1-28802-4380
E-Mail: gottfried.artacker@wienkav.at

Univ. Prof. Dr. Wolfgang Emminger
Univ.-klinik für Kinder- und Jugendheilkunde Wien
Währinger Gürtel 18–20
A-1090 Wien
Tel.: 0043-1-40400-2111 (8–9 h)
E-Mail: wolfgang.emminger@meduniwien.ac.at

Dr. Eva Perneczky
St.Anna Kinderspital
Kinderspitalgasse 6–8
A-1090 Wien
Tel.: 0043-1-40170-2014; Fax: 0043-1-40170-2034
E-Mail: eva.perneczky@stanna.at

Tirol:

Dr. Michaela Sailer-Höck
Dr. Jürgen Brunner, Dipl. oec. med.
Dr. Werner Schoppel
Dr. Martina Prelog
Univ.-klinik für Kinder- und Jugendheilkunde Innsbruck
Anichstr. 35
A-6020 Innsbruck
Tel.: 0043-512-504-23600; Fax: 0043-512-504-23484
E-Mail: michaela.sailer@uibk.ac.at
        juergen.brunner@ukliibk.ac.at

Salzburg:

Dr.Regina Jones
Univ.-klinik für Kinder- und Jugendheilkunde Salzburg
Müllner Hauptstr. 48
A-5020 Salzburg
Tel.: 0043-6225-28319
E-Mail: r.jones@salk.at

Kärnten:

Prim Univ. Prof. Dr. Willi Kaulfersch
Abteilung für Kinder- und Jugendheilkunde, LKH Klagenfurt
St. Veiter Str. 47
A-9020 Klagenfurt
Tel.: 0043-463-538-39400; Fax: 0043-463-538-39408
E-Mail: wilhelm.kaulfersch@kabeg.at

Dr. Harald Kenzian
Dr. Andrea Rettenbacher
Abteilung für Kinder- und Jugendheilkunde, AÖ KH Villach
Nikolaigasse 43
A-9500 Villach
Tel.: 0043-4242-208-3363; Fax: 0043-4242-208-2714
E-Mail: harald.kenzian@lkh-vil.or.at
        andrea.rettenbacher@a1.net

Steiermark:

Dr. Harald Mangge,
Prof. Dr. Andrea Skrabl-Baumgartner
Univ.-klinik für Kinder- und Jugendheilkunde Graz
Auenbruggerplatz 30
A-8036 Graz
Tel.: 0043-316-385-83340; Fax: 0043-316-385-2619
E-Mail: andrea.skrabl@klinikum-graz.at

Dr. Thomas Thaller
Dr. Alois Graßmug
Abteilung für Kinder- und Jugendheilkunde, LKH Leoben
Vordernbergerstr. 42
A-8700 Leoben
Tel.: 0043-3842-401-3439; Fax: 0043-3842-401-3441
E-Mail: thomas.thaller@lkh-leoben.at
        alois.grassmugg@lkh-leoben.at

Oberösterreich:

Dr. Josef Emhofer
LKH Steyr
Sierninger Str. 170
A-4400 Steyr
Tel.: 0043-7252-880-1372; Fax: 0043-7252-880-2429
E-Mail: josef.emhofer@sr.lkh.ooe.gv.at

Dr. Rudolf Schwarz
Dr. Isabell Hetzmannseder
Landes Frauen-Kinderklinik Linz
Krankenhausstr.26
A-4020 Linz
Tel.: 0043-732-6923-24205; Fax: 6923-44204
E-Mail: Rudolf.schwarz@gespag.at

Dr. Johannes Mühleder
Dr. Michael Zöbl
Dr. Susanne Niedersüss-Markgraf
Klinikum der Kreuzschwestern Wels
Grieskirchnerstr. 42
A-4600 Wels
Tel.: 0043-7242-415-9-2374
E-Mail: Hannes.muehleder@aon.at
hannesmuehleder@hotmail.com
susanne.markgraf@klinikum-wels.at
s.markgraf@gmx.net

Niederösterreich:

Dr. Heinz Eggenbauer
Spitalgasse 8A/ORD2
A-3580 Horn
Tel.: 0043-2982-20499; Fax: 0043-2982-204994
E-Mail: eggenbauer@hotmail.com

Burgenland:

Dr. Ernst Paar
KH Oberwart
Dornburggasse 80
A-7400 Oberwart
Tel.: 0043-57979-33107
E-Mail: ernst.paar@utanet.at

Außer diesen „Kinderrheumaambulanzen" sind noch folgende Kinderärzte mit Erfahrung in Kinderrheumatologie tätig:

Niedergelassene Pädiater:

Wien: Fr. Dr. Monika Bernecker
Salzburg: Fr. Dr. Olga Siratska

Weiterführende Literatur

Belostotsky VM, Shah V, Dillon MJ: Clinical features in 17 paediatric patients with Wegener granulomatosis. Pediatr Nephrol 2002; 17(9):754–761.

Benseler S, Schneider R: Central nervous system vasculitis in children. Curr Opin Rheumatol 2004; 16(1):43–50.

Benseler SM, Silverman E, Aviv RI, Schneider R, Armstrong D, Tyrrell PN et al.: Primary central nervous system vasculitis in children. Arthritis Rheum 2006; 54(4):1291–1297.

Calabrese LH, Duna GF, Lie JT: Vasculitis in the central nervous system. Arthritis Rheum 1997; 40(7):1189–1201.

Cassidy JT, Petty RE: Textbook of Pediatric Rheumatology (5. Ausgabe), Elsevier Saunders 2006.

Dedeoglu F, Sundel RP: Vasculitis in children. Pediatr Clin North Am 2005; 52(2):547–75, vii.

Gulati S, Kalra V: Stroke in children. Indian J Pediatr 2003; 70(8):639–648.

Hefti F: Kinderorthopädie in der Praxis, Springer 2006.

Hall S, Barr W, Lie JT, Stanson AW, Kazmier FJ, Hunder GG: Takayasu arteritis. A study of 32 North American patients. Medicine (Baltimore) 1985; 64(2):89–99.

Isenberg DA, Miller JJ III: Adolescent Rheumatology, Martin Dunitz Ltd. 1999.

Jacobs JC: Pediatric Rheumatology for the Practitioner, Springer Verlag NY 1993.

Jain S, Sharma N, Singh S, Bali HK, Kumar L, Sharma BK: Takayasu arteritis in children and young indians. Int J Cardiol 2000; 75 Suppl 1:S153–S157.

Jennette JC, Falk RJ, Andrassy K, Bacon PA, Churg J, Gross WL et al.: Nomenclature of systemic vasculitides. Proposal of an international consensus conference. Arthritis Rheum 1994; 37(2):187–192.

Kerr GS, Hallahan CW, Giordano J, Leavitt RY, Fauci AS, Rottem M et al.: Takayasu arteritis. Ann Intern Med 1994; 120(11):919–929.

Lanthier S, Lortie A, Michaud J, Laxer R, Jay V, deVeber G: Isolated angiitis of the CNS in children. Neurology 2001; 56(7):837–842.

Lehman TJA: It's Not Just Growing Pains, Oxford University Press 2004.

Molofsky WJ: Managing stroke in children. Pediatr Ann 2006; 35(5):379–384.

Morales E, Pineda C, Martinez-Lavin M: Takayasu's arteritis in children. J Rheumatol 1991; 18(7):1081–1084.

Newburger JW, Takahashi M, Gerber MA, Gewitz MH, Tani LY, Burns JC et al.: Diagnosis, treatment, and long-term management of Kawasaki disease: a statement for health professionals from the Committee on Rheumatic Fever,

Endocarditis, and Kawasaki Disease, Council on Cardiovascular Disease in the Young, American Heart Association. Pediatrics 2004; 114(6):1708–1733.

Ozen S, Ruperto N, Dillon MJ, Bagga A, Barron K, Davin JC et al.: EULAR/PReS endorsed consensus criteria for the classification of childhood vasculitides. Ann Rheum Dis 2006; 65(7):936–941.

Pagnoux C, Guilpain P, Guillevin L: Churg-Strauss syndrome. Curr Opin Rheumatol 2007; 19(1):25–32.

Peco-Antic A, Bonaci-Nikolic B, Basta-Jovanovic G, Kostic M, Markovic-Lipkovski J, Nikolic M et al.: Childhood microscopic polyangiitis associated with MPO-ANCA. Pediatr Nephrol 2006; 21(1):46–53.

Pleyer U, Mondino B (Hrsg.): Uveitis and immunological disorders, Springer 2007.

Rottem M, Fauci AS, Hallahan CW, Kerr GS, Lebovics R, Leavitt RY et al.: Wegener granulomatosis in children and adolescents: clinical presentation and outcome. J Pediatr 1993; 122(1):26–31.

Spamer M, Häfner R, Truckenbrodt H: Physiotherapie in der Kinderrheumatologie, Richard Pflaum Verlag 2001.

Stegmayr BG, Gothefors L, Malmer B, Muller Wiefel DE, Nilsson K, Sundelin B: Wegener granulomatosis in children and young adults. A case study of ten patients. Pediatr Nephrol 2000; 14(3):208–213.

Sundel R, Szer I: Vasculitis in childhood. Rheum Dis Clin North Am 2002; 28(3):625–654.

Szer IS, Kimura Y, Malleson PN, Southwood TR: Arthritis in Children and Adolescents – Juvenile Idiopathic Arthritis, Oxford University Press 2006.

Vanoli M, Daina E, Salvarani C, Sabbadini MG, Rossi C, Bacchiani G et al.: Takayasu's arteritis: A study of 104 Italian patients. Arthritis Rheum 2005; 53(1):100–107.

Wagner N, Dannecker G (Hrsg.): Pädiatrische Rheumatologie, Springer 2007.

Autorenverzeichnis

OA Dipl. oec. med. Dr. Jürgen Brunner
Univ. Kinderklinik Innsbruck
Anichstr. 35
A-6020 Innsbruck

Tel.: 0043-512-504-23600
Fax: 0043-512-504-23484
juergen.brunner@ukliibk.ac.at

Univ. Prof. Dr. Wolfgang Emminger
Univ. Kinderklinik Wien
Währinger Gürtel 18–20
A-1090 Wien

Tel.: 0043-1-40400-2111 (8–9h)
wolfgang.emminger@
meduniwien.ac.at

Prim. Univ. Doz. Dr. Christian Huemer
LKH Bregenz, Abteilung für
Kinder- und Jugendheilkunde
Carl-Pedenz-Str. 2
A-6900 Bregenz

Tel.: 0043-5574-401-1500
Fax: 0043-5574-401-8945
christian.huemer@lkhb.at

Prim Univ. Prof. Dr. Willi Kaulfersch
LKH Klagenfurt
Abteilung für Kinder- und Jugend-
heilkunde
St. Veiter Str. 47
A-9020 Klagenfurt

Tel.: 0043-463-538-39400
Fax: 0043-463-538-39408
wilhelm.kaulfersch@kabeg.at

Dr. Ingrid Pilz
Gottfried von Preyersches Kinderspital
Schrankenbergg. 31
A-1100 Wien

Tel.: 0043-1-60113-3907
Fax: 0043-1-60113-1309
Mobil: 0043-676-4221322
ingrid.pilz@gmx.at

Ass. Prof. Dr. Michaela Sailer-Höck
Univ. Kinderklinik Innsbruck
Anichstr. 35
A-6020 Innsbruck

Tel.: 0043-512-504-23600
Fax: 0043-512-504-23484
michaela.sailer@uibk.ac.at

OA Dr. Helga Schacherl
Gottfried von Preyersches Kinderspital
Schrankenbergg. 31
A-1100 Wien

Tel.: 0043-1-60113-3907
Fax: 0043-1-60113-1309
helga.schacherl@wienkav.at

Sachverzeichnis

Sachverzeichnis

SpringerMedizin

Daniela Loisl, Rudolf Puchner

Diagnose Rheuma

Lebensqualität mit einer entzündlichen Gelenkerkrankung

2005. X, 141 Seiten. 20 Abbildungen.
Gebunden **EUR 19,80**, sFr 32,50
ISBN 978-3-211-22042-9

Das Buch zeigt, dass es auch mit einer chronischen Erkrankung möglich ist, eine hohe Lebensqualität zu erzielen, wenn man gelernt hat, positiv mit der Krankheit umzugehen. Das Leben, der Alltag, die Beziehung und auch das Berufsleben werden nicht in Theorie beschrieben, sondern von einer seit 18 Jahren an chronischer Polyarthritis erkrankten Patientin, die mit der Diagnose 'Rheuma' leben lernen musste, unter vielen schwierigen Umwegen auch gelernt hat und heute ein sehr positives Leben führt.

Der erfahrene Rheumatologe beschreibt leicht verständlich verschiedene Krankheitsbilder des rheumatischen Formenkreises, begleitet von sehr anschaulichen Fallbeispielen aus seiner langjährigen Praxis, wobei verschiedene Therapieoptionen aufgezeigt werden. Kurzbiographien berühmter Persönlichkeiten zeigen, wie diese gelernt haben, mit ihrer schweren Krankheit umzugehen. Das Buch soll nicht nur Betroffenen Mut machen, sondern kann auch für Ärzte im Umgang mit ihren Rheumapatienten sehr hilfreich sein.

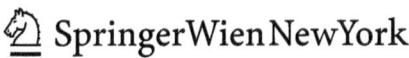 Springer Wien NewYork

P.O. Box 89, Sachsenplatz 4–6, 1201 Wien, Österreich, Fax +43.1.330 24 26, books@springer.at, **springer.at**
Haberstraße 7, 69126 Heidelberg, Deutschland, Fax +49.6221.345-4229, SDC-bookorder@springer.com, springer.com
P.O. Box 2485, Secaucus, NJ 07096-2485, USA, Fax +1.201.348-4505, service@springer-ny.com, springer.com
Preisänderungen und Irrtümer vorbehalten.

SpringerMedizin

Ingrid Pirker-Binder

Biofeedback in der Praxis

Band 2: Kinder

2006. XVIII, 182 Seiten. 50 Abbildungen.
Broschiert **EUR 29,90**, sFr 49,–
ISBN 978-3-211-29190-0

Biofeedback zeigt, wie der Körper auf verschiedene Situationen des täglichen Lebens, wie etwa Stress, Angst oder Freude durch Veränderung der Herzrate, Atmung, Muskelspannung, Fingertemperatur, Hautleitwert reagiert. Es fördert die Selbstwahrnehmung und fördert ein tiefes Verständnis für die eigenen Reaktionsweisen und Handlungsmuster. Kinder haben einen sehr guten Zugang zu dieser Methode und lernen schnell. Erstmalig werden in diesem Buch die Einsatzmöglichkeiten aus der täglichen Praxis von multimodalem Biofeedback und Neurofeedback für die Bedürfnisse der Kinder besprochen, wie z.B. Stressmanagement im Kindergarten, in der Schule, in der Behandlung von Traumatisierungen, in der Psychosomatik, bei ADHD und ADD. Das Therapiekonzept ASTI® – für multimodales Biofeedback wird vorgestellt und Schritt für Schritt erklärt. Zahlreiche Übungsgeschichten runden das Werk gelungen ab. Ein Praxisbuch für Therapeuten, Trainer, Ärzte, Lehrer und Eltern.

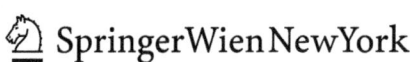

SpringerWienNewYork

P.O. Box 89, Sachsenplatz 4–6, 1201 Wien, Österreich, Fax +43.1.330 24 26, books@springer.at, **springer.at**
Haberstraße 7, 69126 Heidelberg, Deutschland, Fax +49.6221.345-4229, SDC-bookorder@springer.com, springer.com
P.O. Box 2485, Secaucus, NJ 07096-2485, USA, Fax +1.201.348-4505, service@springer-ny.com, springer.com
Preisänderungen und Irrtümer vorbehalten.

SpringerMedizin

Renate Csellich-Ruso

Oma, Opa und ich

Bewegungsspaß für Alt und Jung

2006. X, 119 Seiten. 12 Abbildungen.
Broschiert **EUR 19,90**, sFr 32,50
ISBN 978-3-211-29119-1

Zum aktiv sein, ist es nie zu spät! Das gilt für alle Menschen und Lebenslagen. Kinder wollen von sich aus Neues erforschen und entdecken. Durch Bewegung erwerben sie neue Fähigkeiten und Fertigkeiten. Ältere Menschen erleben oftmals eine entgegengesetzte Entwicklung. Dieses Sachbuch präsentiert viele Spiele und Übungen, deren Ziel ein lustvolles mit- und voneinander Lernen ist. Im spielerischen Miteinander erweitern Alt und Jung ihre geistigen und körperlichen Fähigkeiten. Gemeinsam, statt einsam wird wieder entdeckt, Neues ausprobiert und/oder erworben. Zu Beginn werden die geistigen und körperlichen Zusammenhänge, physiologische und anatomische Grundlagen des Gehirns und die Entwicklung des Zentralen Nervensystems dargestellt. Anhand einzelner Bewegungsabläufe werden die Funktionsweise und das Zusammenspiel von Motorik und Gehirn erläutert. Ein ideales Buch für Großeltern und Eltern, Logopäden, Physiotherapeuten, Pädagogen.

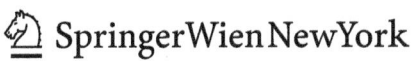

SpringerWien NewYork

P.O. Box 89, Sachsenplatz 4–6, 1201 Wien, Österreich, Fax +43.1.330 24 26, books@springer.at, **springer.at**
Haberstraße 7, 69126 Heidelberg, Deutschland, Fax +49.6221.345-4229, SDC-bookorder@springer.com, springer.com
P.O. Box 2485, Secaucus, NJ 07096-2485, USA, Fax +1.201.348-4505, service@springer-ny.com, springer.com
Preisänderungen und Irrtümer vorbehalten.

GPSR Compliance
The European Union's (EU) General Product Safety Regulation (GPSR) is a set
of rules that requires consumer products to be safe and our obligations to
ensure this.

If you have any concerns about our products, you can contact us on

ProductSafety@springernature.com

In case Publisher is established outside the EU, the EU authorized
representative is:

Springer Nature Customer Service Center GmbH
Europaplatz 3
69115 Heidelberg, Germany